AF503157

ÉTUDE

SUR LE

PHLEGMON INFECTIEUX PHARYNGO-LARYNGÉ

PAR

Le Docteur A. DUDEFOY

Ancien interne en médecine et en chirurgie des hôpitaux de Paris
et du service d'accouchements de l'hôpital Saint-Louis
Médaille de bronze de l'Assistance publique
Membre correspondant de la Société anatomique

PARIS

G. STEINHEIL, ÉDITEUR

2, RUE CASIMIR-DELAVIGNE, 2

1893

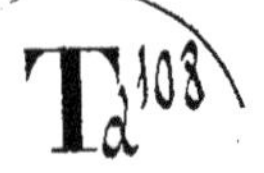

ÉTUDE

SUR

LE PHLEGMON INFECTIEUX PHARINGO-LARYNGÉ

ÉTUDE

SUR LE

PHLEGMON INFECTIEUX PHARYNGO-LARYNGÉ

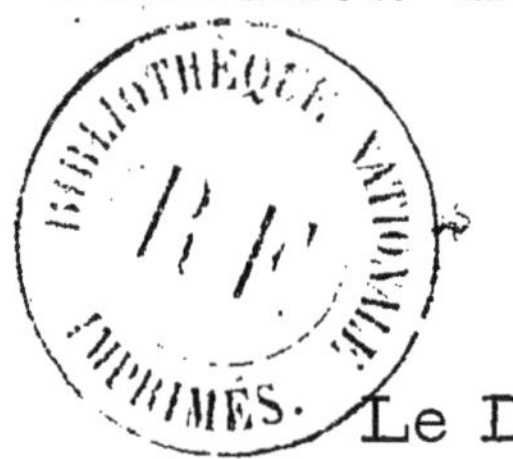

PAR

Le Docteur A. DUDEFOY

Ancien interne en médecine et en chirurgie des hôpitaux de Paris
et du service d'accouchements de l'hôpital Saint-Louis
Médaille de bronze de l'Assistance publique
Membre correspondant de la Société anatomique

PARIS

G. STEINHEIL, ÉDITEUR

2, RUE CASIMIR-DELAVIGNE, 2

—

1893

ÉTUDE

SUR

LE PHLEGMON INFECTIEUX PHARYNGO-LARYNGÉ

INTRODUCTION

Peu de jours après mon entrée dans le service de mon maître M. le Dr Merklen, on amenait à l'hôpital Saint-Antoine, un matin, une jeune femme présentant tout l'ensemble des symptômes constituant l'œdème de la glotte.

Les accidents remontaient à la veille au soir, ils s'étaient manifestés brusquement, dans le cours d'une angine d'aspect banal qui n'avait débuté que trois jours auparavant et n'avait point empêché la malade de vaquer à ses occupations.

Cette femme était en proie à une dyspnée extrême exagérée encore par des crises de suffocation, aussi je prépare l'instrumentation nécessaire à la trachéotomie et tout en surveillant ma malade, j'attends l'arrivée de mon chef. Il y avait là en effet quelques anomalies qui me rendaient malaisée l'explication de cette dyspnée paroxystique et subite.

M. Merklen, grâce à l'expérience qu'il avait sur ces accidents, ayant eu l'occasion d'observer antérieurement deux malades présentant des symptômes en tous points analogues, rechercha de suite l'existence de quelques signes spéciaux et porta le diagnostic de phlegmon infectieux pharyngo-laryngé. Il s'appuyait pour cela, sur la température qui était de 38°,5, sur la présence d'une grande quantité d'albumine dans les urines et sur la douleur très vive que provoquait la pression sur les côtés du cartilage thyroïde.

La trachéotomie fut décidée et M. Merklen m'autorisa à la pratiquer sur-le-champ.

Nous vîmes l'état général s'améliorer les jours suivants, la température baisser, l'albumine disparaître peu à peu et cinq jours après notre intervention la malade était guérie.

Je trouvai là un point de pathologie un peu spécial, encore peu connu; aussi sur les conseils de M. Merklen j'acceptai avec empressement d'en faire le sujet de ma thèse inaugurale.

Mais avant d'aborder l'étude de mon sujet je tiens à remercier publiquement mes Maîtres dans les hôpitaux de Paris; je veux leur dire quelle est ma reconnaissance pour la bienveillance avec laquelle ils m'ont tous toujours accueilli.

Je me souviendrai de mes débuts auprès de M. le

Dr Després qui tentait de m'initier à la sûreté de ses diagnostics et à sa connaissance de la marche des affections chirurgicales.

Je fus stagiaire, puis externe dans le service de M. Duguet à Lariboisière. C'est à son école que j'ai appris les avantages de l'examen méthodique et minutieux du malade. Qu'il soit persuadé que je lui suis bien vivement reconnaissant de ce qu'il m'a enseigné et des marques de sympathie qu'il m'a toujours témoignées.

M. le Dr Rendu, dont je fus également l'externe, m'a à maintes reprises manifesté trop d'intérêt pour que je puisse jamais oublier ses bontés pour moi.

Mes Maîtres dans l'Internat ont été tels pour moique jamais je ne saurais leur exprimer les impressions gravées au fond de mon cœur.

Une année passée auprès de M. Lancereaux est trop courte pour pouvoir profiter complètement de l'érudition d'un tel Maître. Je conserverai toutefois bien vivace le souvenir de ces leçons de pathologie que je lui entendais si merveilleusement développer.

M. Gouguenheim m'a initié à l'étude de la laryngologie en me permettant de puiser largement à cette riche clinique qu'il dirige à Lariboisière. Qu'il me permette de lui exprimer ici ma plus vive reconnaissance.

M. le Dr Théophile Anger a été pour moi un Maître aussi bon qu'affectueux et je me souviendrai toujours avec plaisir du temps passé dans son service chirurgical de Beaujon.

J'ai eu, en outre, l'honneur d'êtrel'interne de M. Bar, dans le service d'accouchements de l'hôpital St-Louis.

C'est à lui que je dois mes connaissances obstétricales. C'est à son enseignement de chaque jour, à la vue de son habileté opératoire et à l'initiative qu'il voulait bien me laisser dans sa riche Maternité, que je dois ce que je sais en accouchements. Qu'il soit bien assuré qu'il restera à mes yeux comme un Maître vénéré et un modèle à suivre.

Pourrai-je remercier assez M. le Dr Richelot d'avoir bien voulu m'accepter comme interne ? C'est à Tenon auprès d'un tel Maître que j'ai essayé de perfectionner mes connaissances chirurgicales. C'est en le voyant faire, et, grâce à sa grande largeur d'idées, en cherchant à l'imiter que j'ai surtout appris à manier le bistouri. Je n'oublierai jamais l'initiative qu'il voulait bien me laisser, car c'est ainsi que j'ai appris ce qu'était la chirurgie.

Ce sera pour moi un titre de gloire que d'avoir été son élève.

J'emporte de mon dernier service des souvenirs bien doux, mais aussi de bien amers regrets ; car les circonstances me font quitter avant l'heure mon cher Maître M. le Dr Merklen. Le temps trop court passé avec lui m'a cependant suffi pour apprécier sa bonté et sa bienveillance, j'ai pu juger avec quelle science profonde et quelle scrupuleuse attention il soigne ses malades, aussi je ne saurai jamais mieux faire que de suivre son exemple. Je suis fier de la confiance qu'il m'a maintes fois témoignée et lui en suis profondément reconnaissant. Qu'il soit convaincu que son souvenir me restera gravé au fond du cœur.

Je tiens en outre à exprimer ma reconnaissance à mes

autres Maîtres que j'eus à divers titres dans les hôpitaux :
MM. Brault, Josias, Hipp. Martin, Richardière, Poirier,
Guinard, Boissard et Bonnaire.

M. le Dr Tuffier qui m'a traité non seulement en élève,
mais en ami, m'a donné trop de marques d'intérêt pour
que je l'oublie jamais.

Je remercie bien vivement M. le Dr Lermoyez des
renseignements bibliographiques qu'il a bien voulu me
communiquer.

Mon collègue et ami Zuber sait mes sentiments à
son égard, je veux cependant le remercier ici du con-
cours qu'il m'a prêté en me traduisant des auteurs allemands.

M. le Professeur Brouardel en me donnant en 1888
une place d'externe dans son service, a bien voulu me
compter au nombre de ses élèves et depuis il ne m'a
jamais ménagé ses conseils ni son appui. Aujourd'hui,
en acceptant la présidence de ma thèse il me donne une
nouvelle preuve d'intérêt et me fait un honneur dont
j'apprécie toute la valeur, aussi je le prie de vouloir
bien croire à ma plus respectueuse reconnaissance.

CHAPITRE PREMIER

Historique. Étiologie.

Sestier au début de son traité de l'angine laryngée œdémateuse donne de cette affection la définition suivante : nous comprenons sous cette dénomination toute infiltration de liquide dans les replis aryténo-épiglottiques ; c'est une des affections les plus redoutables dont l'homme puisse être atteint. Causes souvent multiples ou obscures, — symptômes effrayants, — marche rapide ou insidieuse, — traitement difficile, — terminaison le plus ordinairement funeste ; — telles sont les principales circonstances qui attirent sur elle l'attention des chirurgiens aussi bien que des médecins.

Récemment Sénator a décrit sous le nom de phlegmon infectieux du pharynx une affection due à l'infiltration purulente des parties profondes de la muqueuse du pharynx. Il définit ainsi cette affection : c'est une maladie aiguë fébrile, caractérisée au début par un mal de gorge avec dysphagie bientôt accompagné de phénomènes laryngés, enrouement et dyspnée, puis de troubles cérébraux, maladie qui se termine rapidement par la mort sans que les organes internes importants présentent des altérations notables.

La lésion qu'on trouve toujours à l'autopsie, lésion que font du reste prévoir les symptômes pendant la vie, est une inflammation suppurative diffuse siégeant dans les tissus profonds de la muqueuse pharyngée, qui de là s'étend au larynx et aux ganglions, et secondairement peut encore intéresser d'autres organes.

En comparant ces deux définitions, et surtout en examinant certaines des observations de Sestier et celles de Sénator, on remarque qu'elles se rapprochent par plus d'un point commun. Seulement Sestier, et après lui les auteurs classiques, décrivent sous le nom d'œdème de la glotte, ce qui n'est souvent qu'un épiphénomène. Il n'ont pas attiré l'attention sur ce point que dans certains cas l'infiltration purulente primitivement développée dans les replis aryténo-épiglottiques s'étend au loin dans le tissu cellulaire sous-muqueux qui s'étend du larynx au pharynx. Propagation due à une infection violente de l'organisme par un agent infectieux dont les effets se font sentir au loin, ainsi qu'en témoignent la fièvre, l'albuminurie et les phénomènes cérébraux.

D'un autre côté, Sénator en localisant l'inflammation suppurative au tissu cellulaire profond du pharynx est peut-être un peu trop exclusif, car le siège de l'infiltration purulente est le plus habituellement dans les gouttières latérales du larynx, c'est-à-dire dans le tissu cellulaire étendu entre le pharynx et le larynx.

C'est pourquoi je me propose de décrire sous le nom de phlegmon infectieux pharyngo-laryngé, cette affection englobée par les descriptions antérieures dans le terme général d'œdème de la glotte, mais différenciée par certains caractères et bien mise en lumière par les observations de Sénator, de Masseï et de Merklen.

Il ne faut pas croire cependant qu'il s'agit là d'une maladie toute nouvelle, car en recherchant dans la littérature médicale, on voit que les anciens auteurs l'avaient entrevue, mais comme je l'ai dit, ils n'avaient point mis certains points en lumière et la désignaient sous une appellation générale. C'est ainsi qu'on trouve des observations ayant trait à ce sujet, dans le traité de Bayle sur l'œdème de la glotte publié en 1819, dans les recherches sur l'angine œdémateuse de Bouillaud (1825); Louis, Cruveilhier, sous le nom de laryngite sous-muqueuse, Bricheteau (1841) dans ses recherches sur la maladie appelée angine aqueuse, et enfin Trousseau, ont publié des observations qui pourraient rentrer dans ce cadre.

L'étiologie de cette affection est encore peu connue, et la seule cause admise aujourd'hui est le refroidissement ; soit que les gens aient été refroidis brusquement ayant le corps baigné de sueur, soit enfin, et c'est un cas assez fréquent, qu'ils aient pris des boissons très fraîches ou glacées.

De l'ensemble des observations rapportées à la fin de ma thèse, il résulte que le phlegmon pharyngo-laryngé est une affection de l'âge adulte que l'on rencontre dans les deux sexes ; mais ce qui frappe tout d'abord, c'est qu'il s'attaque toujours à des gens bien portants qui sont brusquement saisis par la maladie au milieu d'une santé florissante.

CHAPITRE II

Symptomatologie.

Le phlegmon infectieux pharyngo-laryngé que nous venons de voir débuter d'une façon si soudaine, donne lieu à un certain nombre de symptômes que je rangerai dans deux classes principales pour faciliter leur description et les énumérer avec plus d'ordre.

Je décrirai donc les symptômes locaux, puis les symptômes généraux.

I. — SYMPTOMES LOCAUX

La maladie débute *brusquement*, la plupart du temps, chez un sujet en pleine santé, et le premier signe qui révèle son existence c'est la *douleur*. Cette douleur laryngée, parfois peu intense au début, augmente progressivement, mais ordinairement elle éclate d'emblée avec toute son intensité. Le malade éprouve du côté du larynx une certaine gêne, des picotements, une sensation de constriction des plus pénibles, souvent il porte sa main à la partie antérieure du cou comme pour se débarrasser d'un corps étranger.

De plus, cette douleur est augmentée par les mouvements de déglutition, aussi voit-on les malades tendre le cou en avant et esquisser une grimace lorsqu'ils ont besoin d'avaler leur salive.

Enfin, cette douleur est exagérée par la pression exercée sur les lames du cartilage thyroïde ; c'est là un signe important que l'on retrouve dans bon nombre de mes observations, et l'on sait déjà le rôle de ce symptôme dans l'établissement du diagnostic chez la malade dont l'observation fut le point de départ de cette thèse.

Il faut mentionner une douleur irradiée du côté des oreilles, tantôt d'un seul côté, tantôt des deux à la fois. Ce dernier caractère peut avoir une certaine importance au point de vue de la bilatéralité ou de l'unilatéralité du phlegmon ; et, en effet, si l'on se reporte à l'observation I on voit que la malade accusait des douleurs irradiées très vives du côté de l'oreille gauche et à l'examen laryngoscopique c'est à gauche que l'on vit siéger les lésions.

L'infiltration qui accompagne le phlegmon entraîne du côté de la *phonation* un certain nombre de troubles qu'il est aisé de prévoir. La voix est modifiée dans son timbre, elle est le plus souvent affaiblie et voilée, plus tard elle devient rauque et peut même être tout à fait éteinte. Ces modifications de la voix s'expliquent par l'infiltration des replis aryténo-épiglottiques, mais surtout par le trouble qu'apporte aux mouvements de la glotte la disparition des gouttières pharyngo-laryngées. La voix peut encore être modifiée dans son rhytme, elle est parfois entrecoupée, haletante et tremblante.

Les *troubles respiratoires* constituent un phénomène constant de l'affection. Il faut bien reconnaître qu'ils n'empruntent rien de spécial à la maladie que je décris, mais je crois cependant utile de mentionner cette dyspnée due à l'œdème des replis aryténo-épiglottiques.

Tout d'abord c'est une dyspnée lente et continue ; la respiration est pénible, laborieuse et plus fréquente ; la difficulté porte sur l'inspiration, tandis que l'expiration reste libre. Bientôt l'inspiration devient bruyante et donne naissance à un certain nombre de bruits spéciaux, c'est tantôt une sorte de râle grave et prolongé connu sous le nom de cornage, tantôt un sifflement plus ou moins aigu, tantôt enfin on peut percevoir un bruit de frôlement, de claquement ou de soupape. Je serais incomplet en ne mentionnant pas le bruit de drapeau décrit par Sestier et dû au relèvement puis à la chute des replis aryténo-épiglottiques œdématiés qui viennent obturer l'entrée du larynx.

C'est alors que le malade met en jeu ses muscles inspirateurs accessoires et qu'on voit apparaître à chaque inspiration les dépressions épigastrique et sus-sternale ; le tirage est établi.

Mais cette dyspnée continue ne constitue pas à elle seule le tableau des troubles respiratoire s, elle est entrecoupée à intervalles plus ou moins éloignés par des accè s de suffocation. Ces accès constituent l'un des éléments les plus immédiatement périlleux de la maladie.

Ils surviennent tantôt sans cause provocatrice, par le fait même de la continuité de la dyspnée, tantôt ils sont provoqués par une quinte de toux ou par des efforts de déglutition.

Dans certains cas ces accès sont de courte durée, mais

répétés ; dans d'autres ils durent un temps plus long et peuvent entraîner la mort.

L'attitude du malade en proie à un de ces accès est absolument caractéristique, et bien que ce tableau si saisissant de Trousseau soit connu de tous, je ne puis m'empêcher de le reproduire ici : le patient a vraiment quelque chose d'effrayant, la face livide, la bouche ouverte, les narines béantes, l'œil humide et saillant, la peau ruisselante de sueur, il s'assied sur son lit ou s'en échappe violemment, s'accrochant à tout ce qui peut offrir un point d'appui à ses bras et par suite à ses muscles inspirateurs accessoires, pectoraux, trapèzes, etc. Tantôt la tête basse et la face tournée vers la terre, tantôt, et c'est le plus souvent, la tête renversée en arrière et le cou tendu. Puis enfin le vertige de l'asphyxie se produit et le malade, autant par fatigue que dans la crainte d'une chute, s'assied pour se relever bientôt.

L'auscultation des malades fournit peu de renseignements ; le plus souvent en effet les bruits normaux de la respiration sont considérablement affaiblis par suite de l'obstacle qui siège au haut de l'arbre respiratoire et qui diminue la quantité de l'air inspiré. Dans d'autres cas c'est le retentissement du bruit produit à l'entrée du larynx qui masque le murmure respiratoire. Parfois cependant on peut entendre vers les bases quelques râles sans grande importance.

La toux est nulle ou peu fréquente et dans ce dernier cas elle est sèche et éteinte.

L'expectoration qui fait défaut au début, peut apparaître un peu plus tard et il faut alors la regarder d'un œil favorable, car si l'on voit le malade expulser des crachats sanguinolents puis muco-purulents, c'est que la collection vient de s'ouvrir spontanément. Et en effet, on voit à la suite une amélioration se produire promptement dans l'état général du malade qui va à une guérison spontanée.

J'en arrive maintenant à un autre symptôme capital car dans toutes les observations que je rapporte il est mentionné et on l'y voit tenir une place importante ; je veux parler de la *dysphagie*.

La déglutition peut être simplement douloureuse et les aliments liquides, bien que péniblement, peuvent encore être avalés ; mais il arrive souvent qu'elle devient impossible, les aliments ne peuvent plus passer, et les mouvements de déglutition provoquent les plus atroces douleurs et souvent aussi des accès de suffocation.

Morgagni, Sestier, Morel-Lavallée, citent des cas où les malades moururent subitement en avalant ou en cherchant à avaler une gorgée de liquide.

Plusieurs causes ont été invoquées pour expliquer cette dysphagie : la rigidité et la déformation de l'épiglotte qui ne peut que difficilement jouer son rôle d'opercule ; la tuméfaction des replis aryténo-épiglottiques qui n'obéissent plus que difficilement à l'action des aryténoïdes ; l'infiltration et la déformation des gouttières latérales du larynx qui conduisent mal les substances alimentaires et en permettent la déviation ; l'œdème des parois du pharynx et même de la portion antérieure du pourtour pharyngo-œsophagien. Mais je crois que la véritable cause de la douleur est bien celle qui a été indi-

D.2

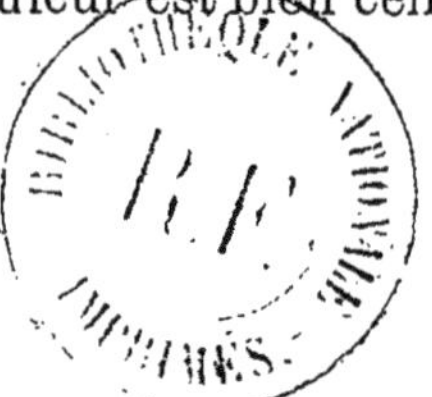

quée par William Stephenson; pour lui en effet, elle dépend de la constriction du muscle constricteur inférieur du pharynx, qui rapproche les lames du cartilage thyroïde et comprime par conséquent la région siège de l'inflammation phlegmoneuse. Et l'on peut se rappeler la douleur spéciale, sur laquelle j'insistais plus haut, produite par la pression sur les côtés du cartilage thyroïde.

Il me reste maintenant à décrire les signes fournis par l'examen même du malade.

Si l'on pratique l'inspection de son arrière-bouche, après avoir déprimé la base de la langue, on observe généralement une rougeur diffuse et parfois un gonflement plus ou moins étendu, mais il faut bien le reconnaître, ces signes n'ont rien de bien particulier et sont de peu de secours dans l'établissement du diagnostic de la lésion que j'étudie.

Les deux autres procédés d'examen que je vais décrire fournissent des renseignements bien autrement importants : l'exploration par le toucher et l'examen au miroir laryngoscopique.

L'exploration par le toucher peut provoquer des crises de dyspnée; aussi doit-elle être faite avec ménagements et circonspection. Toutefois, le doigt peut reconnaître tout d'abord l'état de l'épiglotte dont la face antérieure est tuméfiée; de plus, il la sent déformée et recroquevillée en arrière. Plongeant un peu plus profondément, il sentira bientôt les replis aryténo-épiglottiques gonflés formant deux bourrelets plus ou moins volumineux et durs qui ferment l'orifice supérieur du larynx; il jugera le degré de tuméfaction de ces bourrelets et des régions circonvoisines, si les deux ou un seul sont gonflés, si l'un l'est plus que l'autre.

Mais il ne faut pas en demander davantage à l'exploration digitale, ce sont là les seuls renseignements qu'elle soit capable de fournir.

L'examen au laryngoscope est bien autrement utile ; il donne des renseignements d'une précision bien plus grande en nous mettant sous l'œil la région intéressée ; malheureusement, il expose aux mêmes inconvénients que plus haut, il peut être la cause de l'explosion d'accidents dyspnéiques périlleux.

Son emploi demande donc aussi une grande prudence et une main habituée à le manier.

Comme je décrirai, au chapitre Anatomie pathologique, les lésions que révèle le miroir, j'y renvoie le lecteur pour éviter des redites.

L'examen du cou doit être fait, mais il faut bien savoir qu'il fournit peu de renseignements, on y trouve, mais bien rarement, le tégument légèrement œdématié, et parfois des ganglions lymphatiques plus ou moins tuméfiés.

II. — Symptomes généraux

Les symptômes généraux sont, à part quelques-uns, extrêmement variables et dépendent, soit de l'intensité du mal et de l'étendue de la lésion, soit de l'âge du malade, soit de sa constitution, de ses habitudes antérieures, de sa force de résistance.

J'ai dit la peine qu'il éprouvait à avaler, mais l'anorexie est presque constante, la langue est sale, l'haleine fétide, et parfois on note un peu de diarrhée.

La fièvre est de règle, elle est consignée dans chacune de mes observations et oscille d'ordinaire entre 38 et 40 degrés. Elle est accompagnée fréquemment de frissons de courte durée, mais répétés, bientôt suivis de sueurs profuses qui accablent le malade.

Un symptôme important sur lequel je veux attirer l'attention, est l'existence des phénomènes nerveux, ce sont des accidents pour ainsi dire constants. Les malades sont en proie à une agitation extrêmement vive, à une anxiété croissante ; sans cesse en mouvement, ils ne restent pas en place, remuent la tête de côté et d'autre, et jettent dans leur lit les jambes de droite à gauche. Le délire fait suite d'ordinaire à ces premiers phénomènes ; délire violent qui a nécessité plusieurs fois l'emploi de la camisole de force, délire au milieu duquel on a vu brusquement mourir les malades.

Le repos au milieu de ces accidents est d'ordinaire impossible, si l'on songe en outre que le malade, encore obsédé par la crainte des crises de suffocation, tente de résister aux sollicitations du sommeil.

Je ne dirai rien de l'attitude du sujet que l'on vient de voir sans cesse agité, mais l'expression de la face est des plus caractéristiques, le visage est généralement couvert de sueurs, les lèvres sont légèrement cyanosées et il se dégage de l'expression générale un sentiment d'inquiétude et d'anxiété extrêmes.

Je terminerai cet exposé symptomatologique en par-

lant des urines ; c'est en effet là que l'on trouve encore un
des symptômes cardinaux qui permettront de faire le
diagnostic de phlegmon infectieux pharyngo-laryngé.
La quantité émise en 24 heures ne paraît pas modifiée,
la couleur reste normale, mais, et c'est là le point capital, elles renferment une abondante quantité d'albumine
décelée par la simple addition d'acide nitrique. Je ne
puis malheureusement pas fournir une analyse complète
de l'urine d'un seul des malades dont l'observation est
relatée à la fin de ce travail.

CHAPITRE III

Anatomie pathologique.

L'étude des lésions du phlegmon pharyngo-laryngé peut être divisée en quelque sorte en deux parties.

L'une ayant trait au phlegmon proprement dit, aux caractères du pus, à son siège, à sa distribution, ce sont véritablement les lésions d'autopsie; l'autre visant surtout les accidents inflammatoires concomitants, ce sont les lésions qu'on observe surtout pendant la vie à l'aide du laryngoscope, car souvent tel larynx plus ou moins déformé et œdématié pendant la maladie, ne présente plus que des traces de ces mêmes lésions quelques heures après la mort.

C'est cette dernière partie que je vais d'abord étudier.

Le miroir laryngé convenablement placé permet immédiatement de voir que l'orifice supérieur du larynx est modifié par la tuméfaction de ses différentes parties.

Les replis aryténo-épiglottiques, gonflés, déformés et d'autant plus rigides qu'ils sont plus œdématiés, souvent plus que doublés de volume, sont rapprochés l'un de l'autre et oblitèrent la lumière du larynx. En faisant respirer le malade on voit ces volumineux bourrelets, mobiles de haut en bas et latéralement, s'abaisser et se rapprocher davantage sous la pression de l'air inspiré ; l'expiration au contraire soulevant et écartant ces replis se fait plus aisément.

La tuméfaction n'est pas toujours égale pour chaque côté, le repli droit, par exemple, peut être presque normal, tandis que le gauche, seul intéressé, devient énorme et peut pendre dans l'intérieur du larynx.

L'œdème peut encore envahir en arrière la région aryténoïdienne, on a alors deux volumineuses saillies qui viennent empiéter sur l'aire laryngienne. L'épiglotte en avant participe parfois au même processus, sa face antérieure fortement tuméfiée repousse l'organe entier en arrière, de plus les replis aryténo-épiglottiques tuméfiés tirant fortement sur ses bords les font se recroqueviller.

On voit donc à quel point l'orifice supérieur du larynx peut être déformé et rétréci.

Les gouttières pharyngo-laryngées normalement creuses et recouvertes d'une muqueuse plissée comme trop large pour les tapisser, sont absolument comblées et distendues et forment latéralement au larynx deux volumineux bourrelets.

L'intérieur de la cavité laryngienne est d'ordinaire impossible à voir au laryngoscope, à cause de la présence des bourrelets aryténo-épiglottiques ; cependant je puis dire que le gonflement gagne souvent l'intérieur de cette cavité, envahit les ventricules de Morgagni et peut descendre jusqu'au niveau du cartilage cricoïde. Dans ces cas le fonctionnement des cordes vocales est entravé, elles sont rapprochées l'une de l'autre sans pouvoir être écartées.

Quant à la muqueuse qui tapisse ces différentes parties œdématiées, elle présente des différences de coloration très variables, elle est pâle et blanchâtre chez les uns, chez d'autres on la voit rouge, livide, violacée ou bleuâtre. Dans les cas où elle est soulevée par la collection purulente qui va la perforer pour se faire jour, on voit qu'elle est pour ainsi dire dépolie, qu'elle a pris un aspect terne et une coloration jaune verdâtre. Parfois on peut la voir parsemée de petits points jaunâtres qui son autant de petites collections de pus isolées.

A propos de cet œdème de l'orifice supérieur du larynx et de l'épiglotte, il me paraît intéressant de mentionner ici le résultat de quelques recherches anatomiques d'Hajek, qui a spécialement étudié la distribution du tissu cellulaire sous-muqueux de cette région. L'auteur allemand par des expériences est arrivé à délimiter des territoires nets et tranchés, il a décrit des barrières musculaires ou fibreuses limitant ces territoires et il indique pour ainsi dire une marche fatale au liquide séreux ou séro-purulent suivant le point de départ du processus.

Ce travail d'Hajek est rapporté dans les *Archives de chirurgie clinique* de Langenbeck, 1891, t. 42 ; dans les lignes qui vont suivre je vais en analyser quelques points, j'en traduirai d'autres littéralement.

Et tout d'abord, Hajek établit, après avoir expérimenté par des injections, qu'il y a une adhérence intime entre la muqueuse de la face antérieure de l'épiglotte et le bord libre de cette épiglotte, de telle sorte qu'un œdème developpé à sa face antérieure ne pourra pas contourner ses bords pour passer à la face postérieure ou laryngée, ni dans l'intérieur du larynx.

Ce tissu cellulaire de la face antérieure de l'épiglotte se dirige en bas vers la base de la langue qu'il dépasse un peu ; sur les côtés, il communique avec les parois latérales du pharynx dans lesquelles il se perd insensiblement sans limites bien nettes.

Il est aisé d'en déduire de quel côté se portera l'œdème de la face antérieure de l'épiglotte.

A la face laryngée, la muqueuse qui tapisse le cartilage épiglottique, lui est très adhérente, il n'y a qu'une sous-muqueuse fasciculaire et pauvre, ne se prêtant pas du tout au développement d'un gonflement œdémateux même à l'aide d'une injection sous forte pression.

La sous-muqueuse n'est un peu plus lâche qu'au niveau des bords latéraux de l'épiglotte et le tissu cellulaire passe dans l'épaisseur des replis aryténo-épiglottiques. Puis le tissu cellulaire de ces replis se continue en dehors avec celui des sinus pyriformes et gagne les parois latérales du pharynx.

Voilà donc deux territoires cellulaires, l'un antérieur, l'autre postérieur, par rapport à l'épiglotte ; ces deux territoires sont absolument séparés, nous dit Hajek, et cette séparation est effectuée par le ligament pharyngo-épiglottique qui est transversalement et obliquement étendu de la paroi du pharynx au bord de l'épiglotte. Ce ligament constitue dans la profondeur une cloison de tissu conjonctif richement mélangé d'éléments élastiques, et c'est cette cloison qui délimite nos deux territoires.

La sous-muqueuse lâche qui se trouve entre les deux lamelles muqueuses des replis aryténo-épiglottiques ne disparaît absolument qu'au bord libre de l'épiglotte et vers

le ligament pharyngo-épiglottique, mais se confond avec
le tissu cellulaire du ventricule de Morgagni et de la corde
vocale, passe sans interruption dans le tissu cellulaire
sous-muqueux du sinus pyriforme et latéralement dans le
tissu cellulaire de la paroi latérale et postérieure du pharynx, aussi bien que dans le tissu cellulaire qui existe à
la face postérieure des cartilages aryténoïdes et cricoïde.

En ce qui concerne la limite vers la base de la langue,
le ligament pharyngo-épiglottique constitue une cloison
assez large pour qu'un liquide injecté entre les deux
lames des replis aryténo-épiglottiques ne puisse passer
en avant de ce ligament, si l'on n'a recours à une pression plus forte.

Voici du reste quelques explications qui feront mieux
comprendre.

L'élément fondamental du ligament pharyngo-épiglottique est constitué par le ligament hyo-épiglottique
surtout formé de faisceaux élastiques, et par le revête-
ment élastique de la paroi pharyngienne qui émane sous
la forme d'un repli de la paroi latérale du pharynx.

Le ligament hyo-épiglottique vient du bord supérieur
du corps et des parties les plus voisines de l'os hyoïde et
se joint à angle obtus sur la face supérieure du cartilage
de l'épiglotte au ligament glosso-épiglottique. Le bord
latéral un peu saillant de ce ligament contribue de la
manière suivante à la constitution et au renforcement du
ligament pharyngo-épiglottique. D'après la description
de Luschka, en effet, la couche élastique de la paroi pharyngée s'élève entre l'extrémité inférieure de la tonsille
et la grande corne de l'os hyoïde, des deux côtés, sous

forme d'un repli concave en haut, s'étendant vers 'le bord latéral de l'épiglotte (ligament pharyngo-épiglottique), repli qui répond à un relief de la muqueuse disposé de même et qui descend obliquement vers la ligne médiane au devant de l'arc pharyngo-palatin avec lequel il se croise à angle très aigu. Le bord libre des éléments élastiques fondamentaux de ce pli muqueux semble être pour ainsi dire le point de réflexion de ses deux feuillets dont l'un descend vers la racine de la langue, l'autre vers le sinus pyriforme puis recouvre la face postérieure de la membrane thyro-hyoïdienne.

Le ligament pharyngo-épiglottique ainsi décrit et constitué par le bord libre de la membrane hyo-épiglottique et la couche élastique du pharynx forme un rempart peu élevé, allant transversalement de l'épiglotte à la paroi latérale du pharynx, au-devant duquel se trouve la vallécule, et en arrière le sinus pyriforme.

Il sépare ainsi le territoire du tissu cellulaire des replis aryténo-épiglottiques y compris celui du sinus pyriforme de celui de la face antérieure de l'épiglotte. Aussi, si sous une pression moyenne on fait une injection de liquide dans un point du tissu cellulaire très près et en arrière de ce ligament on ne verra pas de liquide apparaître en avant de lui. Le gonflement consécutif du repli aryténo-épiglottique remplit presque complètement le sinus pyriforme.

Mais nous ne voulons pas négliger de mentionner qu'il existe, entre le bord de ce ligament pharyngo-épiglottique et la muqueuse qui le revêt, un tissu cellulaire rare, grâce auquel le liquide d'une injection forcée pourra être poussé jusque sur la face linguale de l'épiglotte. Ceci explique qu'on puisse à l'occasion observer la propagation d'un œdème de la face antérieure de l'épiglotte aux replis aryténo-épiglottiques.

Le gonflement résultant d'une injection dans les replis aryténo-épiglottiques se continue en dehors dans le tissu cellulaire du sinus pyriforme et de la paroi latérale du pharynx avec lequel le tissu cellulaire des replis aryténo-épiglottiques est continu.

La limite du gonflement obtenu par injection dans le sinus pyriforme dépend d'une part de la pression sous laquelle a été faite l'injection, d'autre part du point où l'on a introduit l'aiguille. Si on pique sur l'arête du repli aryténo-épiglottique le gonflement atteint à peine le fond du sinus pyriforme, tandis que si l'injection est faite au fond du sinus le gonflement gagne la paroi latérale du pharynx.

Le tissu cellulaire des replis aryténo-épiglottiques se continue plus loin sur la face pharyngienne des cartilages aryténoïdes et cricoïde, en bas il se continue sans interruption sur la face antérieure de l'œsophage. Naturellement il en est pour les limites du gonflement après injection comme il en a été pour le sinus pyriforme. Si on injecte juste au-dessous du ligament pharyngo-épiglottique, l'œdème se développera à la surface pharyngée du larynx presque jusqu'au milieu de la hauteur du cartilage cricoïde, tandis que si le liquide est poussé dans la muqueuse de la surface pharyngée des cartilages aryténoïdes la limite inférieure du gonflement dépasse de un centimètre le bord inférieur du cartilage cricoïde.

Il faut considérer des rapports analogues dans les cas pathologiques, car ici aussi le développement de l'œdème, dépend : d'une part du siège du processus, d'autre part de son acuité. En effet le point de départ du processus pathologique et l'acuité de l'inflammation collatérale qui s'y surajoute représentent dans l'œdème pathologique, ce que représentent le lieu de la piqûre et la pression employée dans les injections expérimentales.

Dans l'intérieur du larynx, la sous-muqueuse des replis aryténo-épiglottiques se limite rigoureusement vers la ligne médiane aux bords latéraux de l'épiglotte où la muqueuse adhère solidement au cartilage, en bas à la corde vocale. En arrière, ce tissu cellulaire s'étend jusqu'au cartilage de Wrisberg, la muqueuse est ici intimement unie à la surface laryngée des cartilages de Wrisberg et aryténoïdes.

Relativement à ces limites, il faut encore remarquer que si, pour les raisons précédemment exposées, la face laryngée de l'épiglotte reste libre lorsqu'on injecte les replis aryténo-épiglottiques, lorsqu'on injecte à la face interne de ces replis près de la bande ventriculaire, si on emploie une pression un peu plus forte, le liquide d'injection s'insinue dans le tissu cellulaire au-dessous de la crête de l'épiglotte, et au delà du ligament thyro-épiglottique dont la sous-muqueuse se trouve par conséquent en relation avec les replis aryténo-épiglottiques.

Une injection sous pression modérée dans les replis aryténo-épiglottiques pénètre dans la bande ventriculaire laissant libre sa partie ligamenteuse. Bien que nous devions parler encore de la limite inférieure de l'œdème des cordes vocales, cependant, on peut dire, dès maintenant, qu'il n'y a pas d'interruption complète du tissu cellulaire, étant donné que dans les injections artificielles aussi bien que dans les œdèmes pathologiques le liquide peut fuser du repli aryténo-épiglottique sur la face interne de la bande ventriculaire et sur les ventricules de Morgagni.

Cette description des limites du tissu cellulaire sous-muqueux des replis aryténo-épiglottiques explique quelques remarques et observations des auteurs qui jusqu'ici, étaient restées un peu obscures.

A propos de la séparation du tissu cellulaire des replis aryténo-épiglottiques de celui de l'épiglotte, je citerai l'opinion de Sestier, parce qu'il a disposé de la statistique la plus considérable des cas autopsiés, et parce que son opinion a été acceptée par tous les auteurs qui l'ont suivi.

Sestier affirme, en effet, au sujet de la fréquence de l'œdème de l'épiglotte, que sur 132 cas d'œdème du larynx, dans les 81 cas où l'épiglotte est mentionnée, on l'a trouvée infiltrée 74 fois, alors que dans les 7 autres cas elle était indemne de tout œdème. Dans les 51 autres cas, l'épiglotte n'est pas mentionnée, mais Sestier pense néanmoins que, puisque le tissu cellulaire des replis aryténo-épiglottiques se continue dans celui de l'épiglotte, dans un grand nombre de ces cas l'épiglotte devait être infiltrée.

On voit donc nettement que Sestier croyait à la continuité du tissu cellulaire des replis aryténo-épiglottiques et de l'épiglotte, et ignorait absolument la séparation de

ces deux territoires par le ligament pharyngo-épiglottique.

Et pourtant il est très important de remarquer que des
œdèmes assez intenses des replis aryténo-épiglottiques
ayant une cause locale, telle qu'une ulcération, un trau-
matisme, de la périchondrite des aryténoïdes, sont arrêtés
par le ligament pharyngo-épiglottique, de même que
souvent des œdèmes de cause locale de la face linguale de
l'épiglotte ne passent pas dans les replis aryténo-épiglottiques.

C'est seulement lorsque le processus local atteint
une acuité toute particulière et que l'inflammation collatérale prend des proportions plus grandes que le ligament pharyngo-épiglottique est forcé. Cela se produit,
soit dans la profondeur où le ligament est plus mince,
soit entre le bord supérieur du ligament et la muqueuse
qui le recouvre, point où il y a une couche mince de tissu
cellulaire plus lâche.

Il va sans dire que nous ne parlons que de la propagation des œdèmes de cause locale, attendu que dans les
œdèmes de cause générale, tels que néphrite ou anasarque,
ces différents territoires peuvent être œdématiés simul-
tanément.

Le ligament pharyngo-épiglottique, comme cloison de
séparation entre le territoire cellulaire sous-muqueux
de la surface linguale de l'épiglotte et celui des replis
aryténo-épiglottiques, joue aussi un rôle dans la propagation des œdèmes du pharynx à l'épiglotte et aux replis
aryténo-épiglottiques.

Puisque, comme nous l'avons déjà fait ressortir, le

tissu cellulaire de la face linguale de l'épiglotte et celui
des replis aryténo-épiglottiques passent dans la paroi
latérale du pharynx, mais sont séparés tous deux par le
ligament pharyngo-épiglottique, il est clair que des
inflammations du pharynx se propageront, tantôt sur la
face linguale de l'épiglotte, tantôt sur les replis aryténo-
épiglottiques suivant que la sous-muqueuse du pharynx
sera enflammée en avant ou en arrière du ligament pharyngo-épiglottique.

Il faut donc considérer à ce point de vue que le territoire du pilier antérieur et de l'amygdale appartient au
tissu cellulaire qui est en avant du ligament pharyngo-
épiglottique ; tandis qu'au contraire le territoire du
pharynx en arrière de l'amygdale est la continuation
immédiate du sinus pyriforme et du repli aryténo-épiglottique.

Ainsi j'ai observé plusieurs fois que l'œdème venant de
la partie antérieure du voile du palais et de l'amygdale
n'atteignait que la surface linguale de l'épiglotte, et que
ce n'était que dans les cas où le tissu cellulaire en arrière
de l'amygdale et la portion postérieure de la paroi latérale du pharynx étaient très enflammés que les replis aryténo-épiglottiques se trouvaient atteints dans l'extension
ultérieure du processus.

Il arrive aussi que, dans une inflammation propagée du
pharynx, la surface linguale de l'épiglotte est atteinte
d'abord et que ce n'est que quelques jours après que le
repli aryténo-épiglottique correspondant devient œdémateux. On peut très bien observer ici que l'existence de
l'œdème des replis aryténo-épiglottiques ne dépend pas

d'une extension de l'inflammation de l'épiglotte, mais de la participation des parties latérales postérieures du pharynx d'où l'inflammation se poursuit par l'intermédiaire du sinus pyriforme sur le repli aryténo-épiglottique.

Sur la paroi latérale du pharynx elle-même, les faisceaux du muscle pharyngo-staphylin ne constituent pas une séparation appréciable du tissu cellulaire sous-muqueux, de sorte que les inflammations du palais et de l'amygdale peuvent se propager très facilement à la sous-muqueuse de la paroi postérieure du pharynx.

Il n'y a que peu de cas dans la littérature décrits avec assez de précision pour ajouter quelque chose à notre description.

Turck rapporte l'histoire de deux cas d'œdème traumatique du larynx ; dans le premier une blessure de la paroi postérieure du pharynx à gauche s'accompagnait d'un gonflement si considérable du repli aryténo-épiglottique gauche que le sinus pyriforme du même côté était complètement effacé. L'épiglotte resta intacte. Bien qu'on ne puisse, dans ce cas, mettre hors de cause une lésion de la muqueuse de la face postérieure de la paroi postérieure du larynx, le cas prouve cependant, la possibilité d'un œdème des replis aryténo-épiglottiques de cause locale avec intégrité de l'épiglotte.

Dans le second cas il s'agissait d'une inflammation de la partie latérale et postérieure de l'arrière-bouche à gauche due à une blessure par un fragment d'os d'où résultait, outre un œdème du repli aryténo-épiglottique correspondant, un œdème de la face antérieure de l'épiglotte. Le gonflement de l'épiglotte est à mettre sur le compte de l'inflammation de l'amygdale et du pilier antérieur.

De plus, j'ai observé des processus inflammatoires considérables à la base de la face linguale de l'épiglotte, qui se limitaient à la face linguale de l'épiglotte et cessaient brusquement sur les replis aryténo-épiglottiques, sans entraîner le moindre gonflement de ces replis. Cette limitation brusque d'un gonflement inflammatoire n'est pas d'une observation fréquente en pathologie, car généralement une inflammation aiguë s'étend progressivement à la périphérie et ne peut être interrompue brusquement que quand elle rencontre dans son extension des obstacles anatomiques.

Je reviens maintenant à l'autre partie de l'étude e s lésions anatomiques, aux altérations que j'ai désignées au début de ce chapitre sous le nom de lésions visibles à l'autopsie.

La région intéressée étant enlevée, puis fendue, on peut voir que la matière purulente affecte des dispositions variables suivant les cas.

Tantôt le tissu est simplement infiltré d'une sérosité purulente blanchâtre, ayant l'apparence de petit lait mal clarifié et qui, à l'incision, s'écoule sans trop de difficulté.

D'autres fois le pus est concret, en quelque sorte combiné avec le tissu cellulaire sous-muqueux et même, dans certains cas, avec la membrane muqueuse elle-même. Alors les bourrelets sont durs, ils offrent un aspect blanchâtre presque nacré et ayant l'apparence de tubercules non encore ramollis. Parfois encore, les bourrelets, également durs et résistants, offrent une muqueuse lisse, pointillée de taches rouge brun et parsemée de taches blanchâtres qui simulent des pseudomembranes ; leur dissection montre d'abord la muqueuse épaissie et plus ou moins gorgée de sang, puis, au-dessous, un plasma jaune verdâtre, disposé par couches stratifiées. En raclant avec le bistouri, on enlève avec difficulté une matière purulente, fibrineuse qui reste adhérente au tissu cellulaire.

On voit aussi le pus concret affecter les couches du tissu cellulaire les plus rapprochées de la muqueuse, et la muqueuse elle-même sur laquelle il forme une espèce d'exsudat pseudo-membraneux, tandis que les couches les plus profondes sont infiltrées de lymphe gélatiniforme.

Lorsque les bourrelets offrent du pus disséminé en gouttelettes ou en foyers miliaires, au milieu d'une lymphe coagulable, si l'on incise le tissu et si l'on fait tomber sur la coupe un filet d'eau, de manière à entraîner la matière purulente, on aperçoit les nombreuses vacuoles qui la contenaient.

Dans certains cas, où du pus liquide forme une ou plusieurs couches, une incision superficielle montre d'abord le tissu cellulaire sous-jacent à la membrane muqueuse, infiltré de lymphe épaisse et gélatiniforme ; puis une incision plus profonde découvre une couche de pus épais et crémeux qui se prolonge jusque dans les gouttières latérales.

D'autres fois, au contraire, la matière purulente infiltre les couches les plus superficielles des bourrelets, ils offrent alors une couleur d'un brun jaunâtre ou verdâtre, et la muqueuse elle-même est imbibée de pus. Cette lésion, avec la coloration blanc jaunâtre de la muqueuse, affecte parfois, non seulement les bourrelets et l'épiglotte, mais aussi les gouttières latérales, la partie voisine du pharynx et la base de la langue.

La matière purulente se réunit parfois en abcès du volume d'un pois ou d'une fève.

Mais ce cas est exceptionnel parce que la mort arrive avant que le pus disséminé ait eu le temps de former des foyers distincts.

Ces foyers sont uniques ou multiples, et le pus qui les forme est crémeux, phlegmoneux; ils sont entourés d'une infiltration séreuse ou gélatiniforme; en général, ils sont superficiellement placés du côté de la muqueuse, car le pus ici comme en général tend à se rapprocher de la surface libre du tégument.

On conçoit que, dans ces cas, la simple pression, une incision, le raclage, des efforts de vomissements, ou enfin le ramollissement et l'ulcération de la muqueuse, puissent suffire pour ouvrir ces collections.

La bactériologie a dit peu de chose sur le sujet que j'étudie, et n'a pas encore déterminé la nature de cette infection, on ne trouvera parmi mes observations que trois cas où l'examen ait été pratiqué.

Israël a trouvé des streptocoques dans le pharynx et dans la rate. Les recherches de Netter lui ont décelé la présence du staphylocoque dans le pus d'un abcès du larynx. Boulloche a rencontré des streptocoques en grand nombre et quelques staphylocoques.

Les lésions que l'on rencontre dans les autres organes n'ont rien de bien caractéristique. On peut voir, au voisinage du foyer phlegmoneux, une infiltration de même nature s'étendant plus ou moins loin du côté des parois du pharynx, et suivant même la gaine des vaisseaux du cou avec tendance à progresser du côté du thorax.

Les ganglions lymphatiques du voisinage sont d'ordinaire rouges et augmentés de volume.

La muqueuse gastrique est assez fréquemment le siège d'un gonflement notable ; elle est rouge et on y observe des plaques hémorrhagiques disséminées sur toute sa surface.

Les poumons ne présentent guère que des lésions banales de congestion vers leurs bases. Quant au cœur, on le trouve le plus souvent pâle et flasque.

Dans presque toutes mes observations, on mentionne une augmentation de volume portant sur le foie, la rate et les reins. Cette hypertrophie, qui est de règle dans les maladies infectieuses est intéressante à signaler dans ces cas de phlegmons pharyngo-laryngés dont nous faisons une affection infectieuse. La rate, en effet, dans un cas, pesait 750 gr. ; dans un autre, sa pulpe était molle ; le foie présentait, dans une des observations de Senator, une hypertrophie considérable et atteignait le poids de 4 kilogr. Les reins tuméfiés offrent à leur surface un piqueté hémorrhagique, et portent les lésions de la néphrite parenchymateuse.

CHAPITRE IV

Évolution. Formes. Complications. Terminaison.

L'évolution de la maladie peut être résumée en quelques mots : début extraordinairement brusque, apparition rapide de symptômes menaçants, et mort survenant ordinairement vers le cinquième jour.

Cependant, tous les cas ne sont point calqués sur un type unique, et il y a lieu d'établir deux formes assez nettes et tranchées au point de vue de la marche de l'affection, de son pronostic et de la disposition du pus.

A côté de la forme grave, hypertoxique en quelque sorte; forme caractérisée par une infiltration diffuse d'une sérosité purulente, une marche extrêmement rapide et une terminaison toujours fatale, il faut placer une forme atténuée, bénigne si l'on peut dire. C'est dans cette dernière forme qu'il faut faire rentrer les phlegmons aigus infectieux bénins, décrits par Garel dans les *Annales des maladies de l'oreille et du larynx*, dans cette forme aussi, peuvent rentrer les cas rapportés aux observations I et XIV. Ce qui la caractérise, c'est que la durée est un peu plus prolongée, que le pus est ordinairement phlegmoneux, réuni en collection que l'on peut voir au laryngoscope, et que le pronostic est un peu moins sombre, puisque la trachéotomie paraît avoir sauvé quelques malades.

L'évolution normale de l'affection peut encore être modifiée par l'apparition de quelques complications. Et parmi celles-ci, je n'en veux mentionner qu'une, peu fréquente il est vrai, mais qui présente une exceptionnelle gravité. Je veux parler de la propagation du processus inflammatoire qui peut envahir de proche en proche les diverses couches cellulaires du cou, gagner la gaine celluleuse des vaisseaux et des nerfs, et gagner rapidement par cette voie le tissu cellulaire, puis les divers organes des cavités médiastiniques. L'observation X, qui a été prise dans le service de M. Merklen, rapporte une complication de cette nature avec double pleurésie purulente.

En résumé, à côté de formes atténuées, à évolution plus lente, on en trouve d'autres plus intenses et plus rapides qui peuvent emporter le malade en trois jours, et même en quarante-huit heures (obs. de Senator).

Les guérisons observées jusqu'ici constituent encore l'exception, et la mort est la terminaison presque fatale du phlegmon infectieux pharyngo-laryngé. C'est rarement aux progrès croissants de la dyspnée, à l'asphyxie lente que succombent les malades, car on y apporte ordinairement remède par la trachéotomie, mais le plus souvent ils meurent subitement, par syncope.

Cette terminaison, si fréquemment observée, avait attiré l'attention des cliniciens qui la mettaient sur le compte de la paralysie cardiaque, comme on l'observe dans certaines maladies infectieuses, la diphtérie ou la scarlatine par exemple.

Les physiologistes modernes, frappés de cette mort subite dans les affections laryngées, firent à ce sujet un certain nombre de recherches, et en 1887, le professeur Brown-Séquard faisait à l'Académie des sciences (*Bull. Acad. des sciences*, 1887) une importante communication sur divers effets d'irritation de la région laryngée, et en particulier, la perte de la sensibilité et la mort subite.

Après ses expériences, il a pu déterminer l'ordre suivant lequel doivent être rangées par degré de puissance, les parties de cette région, capables de produire par inhibition une analgésie générale, et il établit que le maximum existe là où se ramifient les filets des nerfs laryngés supérieurs (c'est-à-dire la muqueuse laryngée).

Le savant professeur donne alors l'explication de ces phénomènes : le larynx est capable, sous l'influence d'une irritation mécanique, de produire l'inhibition du cœur, celle de la respiration, et aussi celle de toutes les activités cérébrales.

Il peut donc y avoir tout d'un coup, sous l'influence d'une irritation laryngée, une perte complète de connaissance et une syncope cardiaque et respiratoire plus ou moins complète. Des expériences très nombreuses ont, du reste, démontré à M. Brown-Séquard qu'il y a entre les effets de cette irritation et ceux de la piqûre du bulbe rachidien, une très grande analogie.

Il y a en effet dans les deux cas : 1° perte de connaissance; 2° diminution et mêmé (quoique rarement) perte soudaine ou très rapide de l'action du cœur; 3° diminution ou perte très complète des mouvements respiratoires; 4° arrêt des échanges entre les tissus et le sang.

Les chiens ainsi tués par ces phénomènes inhibitoires, mouraient tous sans convulsions, sans agonie, dans un état syncopal complet. Quelle analogie avec le genre de mort de nos malades que nous voyons s'asseoir sur leur lit, puis retomber sur l'oreiller sans avoir le temps de proférer une plainte !

M. Brown-Séquard conclut en disant que le larynx possède la puissance de causer la mort par une irritation mécanique, de la même manière que le bulbe rachidien.

C'est du reste, l'opinion de P. Bert, qui est persuadé que, dans beaucoup de cas où l'on a attribué la mort à l'asphyxie, à la syncope, la raison véritable était dans cette sidération du nœud vital par l'excitation périphérique.

Il faut donc invoquer la théorie de l'inhibition, pour expliquer le mécanisme de la mort. Voici, du reste, comment M. Brown-Séquard définit l'inhibition dans son article du Dictionnaire encyclopédique des sciences médicales : C'est un acte en vertu duquel une propriété ou une activité, et secondairement une fonction ou une simple action, disparaît complètement ou partiellement, soudainement ou très rapidement, pour toujours ou temporairement, dans une ou plusieurs parties de l'organisme, à distance d'un point irrité du système nerveux, et grâce à une influence spéciale, exercée par l'irritation transmise de ce point à la partie ou aux diverses parties où cette disparition se manifeste.

Dans le cas particulier qui nous intéresse, on retrouve les trois actes distincts que comprend tout phénomène d'inhibition :

1° Une irritation d'un point de l'organisme (muqueuse laryngée) à une distance plus ou moins grande de la partie où l'inhibition se montre.

2° La transmission de l'irritation à cette partie (laryngés et pneumogastrique).

3° L'action spéciale de cette irritation, en vertu de laquelle disparaît la propriété ou l'activité (bulbe).

En résumé, la mort subite paraît donc engendrée par des troubles inhibitoires du côté du cœur, de la respiration et des vaisseaux.

Il y a bien chez nos malades irritation ou lésion des nerfs sensitifs laryngés, puisque ces filets nerveux sont baignés par le liquide purulent, et que ce liquide distend, en s'y infiltrant, les couches profondes de la muqueuse, ce sont ces lésions qui amènent par acte inhibitoire sur les centres bulbaires, l'arrêt de la circulation et de la respiration.

On peut, dès lors, s'expliquer ces morts brusques, survenant même après la trachéotomie, alors que tout danger d'asphyxie paraissait conjuré; de même il faut expliquer je crois, ces accidents de mort subite survenant au moment de crises si aiguës de dysphagie, telles que celles que j'ai signalées plus haut.

CHAPITRE V

Diagnostic.

Le diagnostic du phlegmon pharyngo-laryngé est
d'une grande importance et doit être fait de bonne heure,
car j'ai montré avec quelle rapidité il évoluait, et je dirai
dans un chapitre suivant, quels avantages il y a à inter-
venir hâtivement.

Un certain nombre d'affections peuvent par la dyspnée,
la dysphagie et la douleur qu'elles provoquent, rappeler
un instant les signes du phlegmon infectieux, ainsi
l'œdème aigu simple, les corps étrangers du larynx, les
polypes pédiculés implantés dans sa cavité, un anévrysme
de la crosse de l'aorte. Mais chacune de ces affections
présente, en dehors des précédents, des troubles trop spé·
ciaux pour qu'on ne les reconnaisse pas presque immédiatement, ils ne sont, en outre, accompagnés ni de
fièvre, ni d'albuminurie, ni de phénomènes nerveux.

La laryngite striduleuse qui éclate brusquement au
milieu d'une bonne santé, et qui donne lieu à des accès
répétés de dyspnée, pourrait un instant être confondue
avec le phlegmon pharyngo-laryngé. Mais elle s'en dis-
tingue cependant, en ce qu'elle s'attaque à des enfants,
ce qui est exceptionnellement rare pour le phlegmon ; la

respiration devient normale dans les intervalles des accès, dans la laryngite striduleuse ; enfin on n'y rencontre point d'infiltration des tissus péri-laryngiens.

Les abcès rétro-pharyngiens s'installent peu à peu, et à l'examen local en ayant soin de déprimer la base de la langue, le doigt rencontre toujours sur la face postérieure du pharynx, une tumeur rénitente que l'œil peut parfois apercevoir.

M. Fournier et M. Huchard ont décrit des œdèmes du larynx résultant de l'emploi de l'iodure de potassium. C'est un accident qu'il est bon de connaître, mais si l'on a soin d'interroger le malade, les renseignements fournis par celui-ci éclaireront le médecin. Du reste, l'erreur dans ce cas serait difficile, car on n'observe ni fièvre, ni état général, ni albuminurie.

L'ingestion de moules, de viandes avariées renfermant des ptomaïnes ont produit des accidents analogues, qui sont souvent accompagnés d'état gastrique ? /ec fièvre, diarrhée et parfois quelques accidents cérébraux. On voit l'intérêt qu'il y a à connaître ces accidents, car y songer c'est être sur la voie du diagnostic.

Dans la variole, on observe parfois des pustules qui siègent sur les replis aryténo-épiglottiques, et donnent lieu à une infiltration périphérique, mais comme les pustules ne sont pas uniquement localisées au larynx, on fait aisément le diagnostic, qui sans cela serait fort malaisé, car le miroir laryngien donne une image assez semblable à celle que donne le phlegmon avec petits abcès collectés.

Le mal de Bright et les néphrites aiguës, peuvent donner lieu à de l'infiltration des replis aryténo-épiglottiques et les urines sont albumineuses. Mais dans ce cas, la fièvre est l'exception, l'œdème n'est point localisé au larynx, et se retrouve en d'autres parties du corps ; le malade n'est point brusquement frappé de ses accidents au milieu d'un parfait état général, mais présentait depuis un temps plus ou moins long, d'autres manifestations de sa néphrite.

Le diagnostic est plus difficile à faire entre le phlegmon pharyngo-laryngé et le croup d'emblée, nombre de symptômes sont en effet identiques. Cependant, en analysant de près les accidents, on voit que dans le croup, les deux temps de la respiration sont également gênés et difficiles, et j'ai dit qu'au contraire dans le cas de phlegmon, l'inspiration seule est entravée ; de plus, dans le croup, on trouve constamment sur les côtés du cou de volumineux ganglions, et dans ce cas on peut observer encore le rejet dans l'expectoration de fausses membranes qui tapissaient le pharynx ; enfin le doigt, explorant l'arrière-gorge, ne rencontre point de tuméfaction anormale.

J'ajouterai pour terminer qu'il est souvent très difficile de différencier du phlegmon infectieux l'érysipèle du larynx ; aussi, dit Masseï, on attribue souvent au phlegmon des laryngites qui sont érysipélateuses. Et de fait, les symptômes sont les mêmes dans les deux cas, on ne peut guère s'appuyer pour faire le diagnostic que sur la tendance remarquable au déplacement que possède le gonflement de l'érysipèle, de là la variabilité extrême d'un moment à l'autre de la dyspnée et de la dysphagie.

Masseï mentionne l'œdème angio-névrotique de Strü-
bing qui donne des accès de dyspnée et de dysphagie;
mais cette dernière lésion a des caractères bien spéciaux
qui la feront reconnaître, elle est apyrétique, évolue en
un temps qui varie de une demi-heure à trois heures,
s'accompagne d'œdème de la face et du cou, et est con-
stituée par un œdème pâle de la muqueuse.

CHAPITRE VI

Pronostic.

J'ai rapporté à la fin de ce travail la relation de dix-neuf observations ; si l'on peut baser une statistique sur ce nombre, on verra que, sur ces 19 cas, 5 seulement se sont terminés par guérison ; dans les 14 autres cas la mort a été signalée. J'ai lu en outre un certain nombre d'observations qui, relatées sous des appellations diverses, pouvaient rentrer dans ce cadre ; là encore j'ai trouvé une statistique identique, même proportion de morts.

On voit donc et d'après ces chiffres, et d'après tout ce qui précède combien le pronostic du phlegmon pharyngo-laryngé devra être réservé, puisque, à de rares exceptions près, la mort est de règle dans cette maladie. Cette terminaison fatale peut se produire à toutes les périodes de l'évolution du mal, parfois dès le début, d'autres fois à un moment déjà éloigné de la trachéotomie.

Aussi faut-il avoir bien présente à l'esprit cette possibilité d'un dénouement subit alors que tout permettait déjà d'espérer une prompte guérison : et il sera sage de prévenir l'entourage du malade de la gravité de l'affection et de l'éventualité de la mort subite.

Cependant n'oublions pas les formes bénignes, et ne

rejetons pas trop loin les chances d'une guérison possible. Il ne faudrait pas, une fois la triade symptomatologique bien constatée, désarmer complètement, juger le malade perdu et lui refuser les chances de l'intervention que je vais exposer dans le chapitre suivant.

Traitement.

Tous les traitements employés jusqu'ici ont été pour
la plupart inefficaces, nous ne connaissons que le danger
et pas encore le remède, dit Sénator.

La trachéotomie cependant paraît avoir quelques guérisons à son actif. Mais, et c'est là un point important à
signaler, cette opération doit être faite de bonne heure,
je n'ose pas dire qu'elle doit être préventive, mais une
fois le diagnostic bien établi, il faut être prêt à la pratiquer aux premiers accès de dyspnée. C'est du reste dans
ces cas qu'elle a paru être suivie de succès. Ainsi donc
en présence d'un malade en proie à de la dyspnée, présentant de l'œdème des replis aryténo-épiglottiques, de
la fièvre, de la dysphagie, de l'albuminurie et parfois des
phénomènes généraux, rappelons-nous que la trachéotomie s'impose ; trachéotomie hâtive, car elle seule pourra
sauver notre malade.

Si, à l'aide du miroir, on voyait que l'on se trouve en
présence d'un foyer collecté il ne faudrait pas hésiter à
l'aller ouvrir avec des instruments appropriés.

Les révulsifs sur le cou : vésicatoires, teinture d'iode,
cataplasmes sinapisés, doivent être proscrits ; ils ne don-

nent que des résultats insuffisants et peuvent être un obstacle si l'on veut dans la suite pratiquer la trachéotomie.

On pourra cependant se servir de glace intus et extra.

Localement il faudra agir sur la région malade par des irrigations, des lavages, des pulvérisations ou des badigeonnages avec des liquides antiseptiques.

Là ne se bornera pas l'intervention, il reste à lutter contre les dangers de l'infection, et, pour ce faire, on aura recours aux antiseptiques généraux : poudre de salol ou de naphtol, on activera la sécrétion rénale par des injections sous-cutanées de caféine, on opposera à la fièvre le sulfate de quinine.

Les phénomènes généraux, l'agitation, seront combattus par le chloral, l'opium ou la morphine.

Il faut enfin soutenir les forces du malade, mais là on se heurte à un grand écueil, j'ai dit combien était grande la dysphagie, à quels accidents elle exposait ; ce sera donc le cas d'avoir recours aux lavements nutritifs.

En résumé, il existe dans le grand cadre des laryngites œdémateuses une affection spéciale de nature infectieuse, caractérisée par une infiltration purulente du tissu cellulaire du pharynx et du larynx, désignée sous le nom de phlegmon infectieux pharyngo-laryngé.

Cette maladie, outre les signes classiques de toute laryngite : dyspnée, dysphagie, douleur, présente des symtômes caractéristiques qui permettront toujours de la reconnaître : début brusque, fièvre assez élevée, phénomènes généraux souvent intenses et albuminurie.

La durée en est parfois extrêmement rapide, et la mort, la terminaison presque fatale, sauf dans quelques cas à forme bénigne.

Le seul traitement, qui jusqu'ici ait paru amener la guérison, est la trachéotomie qu'il faudra toujours faire de très bonne heure.

OBSERVATIONS

Obs. I (personnelle). — *Phlegmon aigu infectieux du larynx.*

Marie Tr..., femme de chambre, 25 ans. Bonne santé habituelle. Pas de maladies antérieures. Antécédents héréditaires nuls.

Le 7 février 1893, elle est prise, sans cause appréciable, de quelques picotements dans la gorge et elle ressent un peu de douleur au moment de la déglutition.

Le jour suivant, les douleurs persistent; de plus, la voix change légèrement et prend un timbre enroué. L'état général reste bon néanmoins et la malade, croyant à une simple angine, continue à vaquer à ses occupations. Badigeonnages de teinture d'iode au-devant du cou.

Dans la journée du 9, la respiration commence à être gênée, cette gêne devient de plus en plus marquée au point que le soir la respiration devenue bruyante, constitue un symptôme alarmant qui fait appeler un médecin qui prescrit l'application d'un vésicatoire au devant du cou.

Les douleurs provoquées par les mouvements de déglutition sont si intenses que la malade refuse toute alimentation, soit liquide, soit solide.

Dans la nuit du 9 au 10, la dyspnée devient permanente, entrecoupée de paroxysmes, de véritables crises d'étouffement, pendant lesquelles la malade se débat violemment.

Pas de délire. Mais agitation vive et anxiété pendant toute la nuit.

Le 10, au matin, la malade est amenée à l'hôpital Saint-

Antoine, où elle est reçue d'urgence, salle Nélaton, dans le service de M. Merklen.

C'est alors que je vois la malade pour la première fois. Elle présente les signes classiques de l'œdème de la glotte, dyspnée surtout inspiratoire avec tirage sus-sternal et rétro-claviculaire des plus prononcés. Pas de tirage épigastrique, pas de vrai cornage, mais sifflement inspiratoire qui s'entend à distance.

Agitation extrême, la malade ne reste pas un instant immobile dans son lit, se retourne sans cesse, agite bras et jambes.

L'inspection de la gorge est absolument négative : rougeur à peine marquée, pas de gonflement, pas de fausses membranes, rien aux amygdales.

Je n'ose pas faire l'examen laryngoscopique, mais avec précaution et rapidité j'introduis profondément mon index qui me fait sentir deux bourrelets épais répondant aux replis aryténo-épiglottiques, et qui paraissent obstruer plus ou moins complètement le vestibule sus-glottique.

Extérieurement, pas de rougeur ni d'œdème de la région hyoïdienne, pas d'engorgement des ganglions. Ce qu'on peut seulement constater, c'est une vésication intense de la peau de la région produite, par les badigeonnages iodés et l'application du vésicatoire.

La dysphagie est portée au maximum, la salive peut à peine être déglutie; douleur très vive s'irradiant du côté de l'oreille gauche.

La voix est conservée, mais elle est légèrement rauque et très enrouée.

Rien à signaler du côté des viscères; le cœur est normal, l'auscultation des poumons fait entendre le retentissement du bruit produit au niveau de l'obstacle laryngé; mais nulle part on n'entend de râles.

Je me trouvais évidemment en présence d'une malade atteinte d'œdème de la glotte; mais je m'expliquais peu cet œdème paroxystique, survenu si brusquement. Pour parer aux accidents je fais préparer immédiatement les instruments nécessaires à la trachéotomie ; et je me contente de surveiller ma malade en attendant l'arrivée de M. Merklen.

Dès que celui-ci fut au courant de l'histoire pathologique de la malade, il porta ses investigations sur trois points spéciaux, à savoir : état de la température, des urines, et sensibilité spéciale de la région thyroïdienne, signes que j'avais omis. Or, le thermomètre indiquait 38°,7 ; les urines traitées par l'acide nitrique laissaient précipiter un épais dépôt grisâtre d'albumine et une pression légère sur les deux côtés du cartilage thyroïde réveillaient une douleur très vive.

M. Merklen, se basant sur cet ensemble symptomatique et sur les cas analogues qu'il lui avait été donné de voir, porta immédiatement le diagnostic « d'abcès aigu infectieux du larynx ».

Son pronostic était des plus réservés ; aussi fit-il voir la malade à deux de ses collègues, MM. Ch. Monod et Gaucher, pour discuter avec eux du traitement à instituer.

La trachéotomie immédiate fut décidée.

M. Merklen ayant bien voulu me le permettre, je pratiquai moi-même cette trachéotomie. La malade fut anesthésiée avec quelques bouffées de chloroforme, à cause de son agitation extrême, et l'opération fut faite sans incident.

Dans la journée la malade va bien, la respiration se fait bien, mais l'agitation persiste toujours. Un peu moins de dysphagie, on peut faire prendre à la malade un peu de lait glacé. T. 39°,1.

Le 11. État général bon. La malade a un peu dormi pendant la nuit.

Température : 38° le matin ; 38°,5 le soir.

L'agitation est toujours assez grande. Persistance de la dysphagie et de la douleur irradiée à l'oreille.

Expectoration par la canule d'un mucus purulent épais, visqueux qui nécessite le nettoyage de la canule interne plusieurs fois dans le courant de la journée. Un peu d'expectoration de même nature par la bouche.

Le 12. Amélioration notable.

Temp. 37°,6 le matin ; 38°,4 le soir.

L'albumine a considérablement diminué de quantité dans les urines, à peine 0,10 centigr. par litre.

Je pratique l'examen laryngoscopique après badigeonnage à la cocaïne :

Les deux replis aryténo-épiglottiques rouges et boursouflés obturent presque complètement le ventricule glottique et empêchent de voir les cordes vocales.

L'épiglotte est un peu œdématiée et rouge sur sa face laryngienne. Sur le repli aryténo-épiglottique gauche, tout près de l'aryténoïde, se voit un point blanc jaunâtre, saillant, du volume d'un pois et dont la couleur blanchâtre tranche nettement sur la coloration rouge foncée des parties environnantes. Ce point blanc ressemble à une petite collection purulente. En avant de ce point blanc, toujours sur le même repli, mais plus près de l'épiglotte, trois ou quatre points de même coloration du volume d'un grain de semoule et reposant sur une surface légèrement saignante. On dirait de petites gouttelettes de sérosité purulente qui viennent sourdre par plusieurs orifices.

Traitement : Lait. Bromure de potassium. Poudre de salol à la dose de 4 grammes à l'intérieur. Irrigation de la gorge et du pharynx avec de l'eau boriquée chaude.

Le 13. L'amélioration s'accentue. Temp. 37°, 9 le matin ; 37°,5 le soir. Plus d'albumine dans l'urine. Plus de douleurs de déglutition, ni du côté de l'oreille. On permet une légère alimentation. Plus d'agitation. L'état moral de la malade est devenu parfait, elle est très gaie.

Le 14. Apyrexie complète.

Nouvel examen au laryngoscope : Les replis aryténo-épiglottiques sont presque revenus à la normale, il persiste seulement un très léger gonflement, et un peu de rougeur.

Le 15. La canule est retirée, la malade n'en éprouve aucune gêne. La plaie cutanée se cicatrise rapidement les jours suivants.

La malade est considérée comme guérie, et elle quitte le service avec un larynx absolument normal.

Nous avons revu plusieurs fois depuis notre malade dont l'état est resté excellent.

Obs. II, III, IV et V. — *Phlegmon aigu infectieux du pharynx.* — Professeur H. Sénator. *Berlin. klin. med. Geselschaft,* 4 janvier 1888, et *Berlin. klin. Wochenschrift.* 1888, n° 5.

I. — 28 septembre 1887. Entrée à l'hôpital Augusta d'un tourneur en cuivre, âgé de 35 ans. Malade agité, répondant mal ; d'après les renseignements obtenus par sa femme : santé habituelle bonne. Quatorze jours avant son entrée, enrouement rapidement disparu (un à deux jours). Il y a cinq jours, le malade ayant très chaud boit de la bière très froide, peu après douleur de gorge, dysphagie et enrouement. Pas de frisson.

A l'entrée, agitation extrême, le malade se tourne et se retourne dans son lit. Pas d'adénopathie, rougeur intense du pharynx et des amygdales ; examen laryngoscopique pas possible. Examen des organes négatif. Pas de tuméfaction de la rate. T. 39°. Pouls très fréquent ; dyspnée légère.

Traitement : Compresses glacées autour du cou et morceau de glace à sucer.

Le 29. Moins de dysphagie et de dyspnée. Nuit calme après une injection de morphine. Pression de l'amygdale gauche douloureuse. Urine très albumineuse. Dans l'après-midi, agitation, intelligence troublée.

Température le matin, 38° ; le soir, 38°,8.

Le 30. Dans la nuit, délire et mort subite à 5 heures du matin.

Le diagnostic précis n'avait pas été possible, maladie infectieuse non déterminée.

Autopsie, faite par Grawitz. — Gonflement de la muqueuse du pharynx ; infiltration purulente le long des vaisseaux du côté gauche, depuis le pharynx jusqu'à la partie supérieure du thorax. Épiglotte et cordes vocales œdémateuses, sur la corde vocale gauche, ulcération allongée et lisse. Ganglions du cou rouges, tuméfiés, de la grosseur d'une amande. Œsophage pâle, contrastant avec l'estomac dont la muqueuse est gonflée, rouge, siège d'une hémorrhagie diffuse. Rien au cœur ni aux plèvres. Poumons emphysémateux. Rate et foie augmentés de volume. Reins tuméfiés et troubles.

II. — Second cas, survenant trois semaines plus tard.

29 ans, marchand, père d'un enfant sain ; grand buveur de bière. Le 14 octobre, petite fête avec des amis prolongée jusqu'au matin ; il se coucha le 15 au matin et se réveilla pour dîner à midi ; fit un repas frugal et se trouva bien jusqu'à la nuit du 16 où il fut pris brusquement de douleurs d'estomac, de vomissement bilieux et de diarrhée. Un médecin appelé (Strassmann) pensa à une indigestion, puis à une intoxication par aliments, mais aucun des autres convives n'avait été malade.

On avait beaucoup bu et pris de la glace.

Le 17. Mal de gorge avec enrouement. Les symptômes gastro-intestinaux cessent. Fièvre et délire.

Le 18. Dysphagie absolue et aphonie.

Le 19. Exanthème aux jambes.

L'état devenant de plus en plus grave, entrée à l'hôpital le 3e jour.

État, le 20 octobre à l'entrée : Voix faible, cyanose légère ; pouls fréquent et faible ; respiration costale laborieuse à 52. Tuméfaction du côté gauche du cou. Un essai de déglutition de boisson détermine une vive douleur et un accès de toux qui fait rejeter le liquide. Bouche s'ouvrant difficilement ; pharynx rouge sans exsudat.

Rien du côté des autres organes. Rougeur des cuisses et du bas-ventre avec éruption miliaire. Température à 1 heure, 39°.

Applications de glace, et glace à l'intérieur. Trachéotomie ordonnée en cas d'urgence. Mais dans ce cas encore mort subite à 6 heures du soir.

Urine recueillie à l'autopsie très albumineuse. Le diagnostic, en se basant sur le cas précédent, fut : phlegmon infectieux du pharynx.

AUTOPSIE, par Grawitz. — Cœur flasque, pâle. Poumons très congestionnés, muqueuse des bronches rouge avec beaucoup de mucosités.

Ganglions du cou rouges, tuméfiés.

Amygdale gauche présente à sa surface de petits dépôts suppurés. Paroi du pharynx infiltrée légèrement de pus. Épiglotte rouge, tuméfiée, couverte de flocons fibrineux à sa surface interne. Muqueuse du larynx rouge et infiltrée de pus. Cordes vocales rouges et exulcérées. Trachée très injectée.

Rate grosse (750 grammes, 20 cent. sur 12 de large et 6 d'épaisseur), pulpe molle et rouge sombre. Reins tuméfiés avec hémorrhagie à leur surface. Bassinets présentant des taches hémorrhagiques. Œsophage rouge foncé avec follicules tuméfiés. Muqueuse gastrique tuméfiée, rouge avec quelques hémorrhagies. Foie gros, près de 4 kilogr., graisseux avec teinte jaune. Bile visqueuse.

Pièces soumises à Virchow, dont voici le protocole :

Phlegmon profond de la partie gauche du pharynx avec participation de l'amygdale et commencement de propagation au côté droit surtout au larynx. Infiltration purulente du ligament aryténo-épiglottique et de la région avoisinante. Tuméfaction de la glotte, de l'œsophage, de la muqueuse gastrique et au milieu gastrite proliférante avec coloration rosée. Rate tuméfiée. Néphrite parenchymateuse avec pyélite hémorrhagique.

Sénator rapporte deux autres observations anciennes, qu'il comprend maintenant et rapporte au phlegmon infectieux.

III. — Ouvrier, 53 ans, 11 novembre 1876. Augusta hôpital, couché depuis le 3 ; indisposé depuis plusieurs jours. Début par frisson et chaleur.

Épistaxis, enchifrènement puis douleur du cou.

Légère rougeur de la gorge. Pas de tuméfaction de la rate. Léger catarrhe bronchique. Températ. le soir, 39°,2.

Roséole (?). — Diagnostic, léger typhus abdominal.

Le 15. Températ. 38°,2-40°,6. Avant midi, frisson, douleurs de gorge plus violentes ; haleine fétide, urine albumineuse.

Les 16 et 17. Températ. aux environs de 40°.

Le 17 au soir, douleurs violentes de gorge. Pouls 132. Délire léger ; mort entre 5 et 6 h. du matin.

Autopsie. — Le Dr Orth, assistant, constata une laryngite et une pharyngite phlegmoneuse semblables à celles de l'érysipèle de la face, de la variole, du charbon.

Hépatisation grise peu étendue à la base du poumon gauche.

IV. — 23 ans. Homme reçu à Augusta hôpital, le 29 novembre 1883 au soir. Il y a 4 jours, sans cause appréciable, frissons, chaleur, douleurs dans le cou surtout en avalant. La dysphagie augmenta tellement qu'il ne pouvait plus avaler sa salive.

A l'examen : douleur à la pression des deux côtés du cou, rougeur et tuméfaction de l'isthme du gosier et des amygdales, surtout de l'amygdale gauche. Luette presque de la grosseur du doigt. Muqueuse nasale également gonflée. Parole nasonnée, pas enrouée. Dyspnée. Temp. matin, 37°,9 ; soir, 38°.

1er décembre. Scarification des amygdales et glace. Temp. 37°,5 le matin, 37°,9 le soir.

Urine très albumineuse.

Le 3. Même température. Nouvelles scarifications. Possibilité d'une alimentation liquide, etc., etc.

Mort le 11 décembre dans un accès de suffocation après plusieurs autres, délire, agitation. Même température. Persistance de l'albuminurie.

Pas d'abcès, — œdème, — hypertrophie cardiaque.

Obs. VI. — *Phlegmon infectieux primitif du pharynx*, par
Landgraf. — Clinique de Gerhardt. *Berlin. klin. Wochenschrift*, n° 6, p. 97, 1888.

Homme, 23 ans. Douleurs de gorge en mangeant une côtelette
le 18 octobre 1887. Enrouement le 19. Accès de dyspnée dans la
nuit du 20.

Le 20, à 11 heures du matin, 39°,5. Dysphagie douloureuse,
très pénible et douleurs dans l'oreille gauche. Ganglions du cou
tuméfiés, surtout à gauche. Larynx douloureux à la pression.
Épiglotte rouge. Petits points jaunes sur le côté gauche du
pharynx.

Diagnostic : Phlegmon du larynx.

Traitement : Glace intus et extra. Préparation des instruments pour la trachéotomie.

Un peu de soulagement par le froid. A 2 heures, c'est-à-dire
52 heures après le début, le malade se met brusquement sur
son séant et tombe mort.

Autopsie : Tuméfaction du pharynx et de l'amygdale gauche.
Ligaments glosso-épiglottiques et épiglotte infiltrés de pus.
Muqueuse de l'estomac tuméfiée avec hémorrhagies. Grosse
rate. Néphrite parenchymateuse.

Examen anatomique et bactériologique par Israël : Streptocoques dans le pharynx et très petite quantité dans la rate.

En résumé, mort subite par paralysie du cœur comme dans
la diphtérie et la scarlatine.

Différence avec le cas de Sénator : pas de troubles psychiques.

Obs. VII. — *Phlegmon infectieux du pharynx*. Max-P. Baruch.
Berlin. klin. Wochenschrift, n° 13, p. 256, 1888.

Un homme âgé de 58 ans, dont le fils avait eu quelques jours
avant un érysipèle de la face et du cuir chevelu, se couche le
23 octobre 1885 dans la chambre dans laquelle son fils s'était
trouvé pendant sa maladie.

Après un court sommeil, il se réveille avec un frisson et de la dysphagie auxquels se joint bientôt de la gêne respiratoire.

Le malade est cyanosé, il a une forte dyspnée et de l'aphonie. A l'examen de l'arrière-gorge on ne trouve nulle part ni tuméfaction, ni exsudat. La pression latérale du larynx est douloureuse; l'épiglotte et les cordes vocales sont œdématiées.

Temp. 38°,6. Pouls 120. Pas d'albumine dans les urines.

Le 24. On pratique la trachéotomie et le malade est soulagé.

Le 26. La température remonte à 40° et au niveau de la plaie opératoire apparaît une rougeur érysipélateuse qui se propage au voisinage.

Par la canule sort une grande quantité de pus.

Les jours suivants la fièvre tombe graduellement, mais la déglutition reste toujours douloureuse et le malade ne peut prendre que des aliments liquides.

Le 31. La canule est enlevée.

2 novembre. Le malade assis sur son lit se met à manger, malgré la défense qui lui avait été faite, un potage dans lequel il avait émietté du pain, mais à peine en eut-il avalé une cuillerée qu'il tombe sur son oreiller et meurt.

(L'autopsie n'a pu être faite à cause de l'opposition de la famille.)

On avait pensé tout d'abord à un érysipèle primitif du larynx à cause de la coïncidence de la maladie du père avec l'érysipèle antérieur du fils, mais cette hypothèse fut abandonnée vu l'absence de rougeur et de tuméfaction de l'arrière-gorge et le peu d'élévation de la température.

M. Baruch croit qu'il s'agissait ici d'une inflammation aiguë du pharynx et du larynx avec formation du pus, soit que le larynx ait été pris primitivement ou secondairement.

Il se range à l'avis de Sénator et de Landgraf au sujet de la mort subite qu'il attribue, non à un accès de suffocation, mais à une insuffisance du muscle cardiaque.

Obs. VIII et IX. — *Phlegmon infectieux du pharynx et du larynx. (Abcès rétro-laryngé primitif.)* M. P. Merklen, médecin de l'hôpital Saint-Antoine. *Bulletins de la Société médicale des hôpitaux de Paris,* 3ᵉ série, 7ᵉ année, nᵒ 31.

I. — Le 5 mars dernier, je trouvai, dans mon service de l'hôpital Saint-Antoine, un malade qui avait été apporté dans la nuit pour une dyspnée laryngée avec menace de suffocation. C'était un tonnelier, âgé de 46 ans, d'une bonne santé habituelle, qui, cinq jours avant, en rentrant chez lui à midi, s'était plaint d'un violent mal de gorge. Il continua néanmoins à travailler pendant trois jours ; mais, dans la soirée du troisième, la douleur avait augmenté au point de l'empêcher d'avaler et déjà il éprouvait une certaine peine à respirer. Le lendemain matin, un médecin de la ville lui prescrivit deux vomitifs qui ne lui procurèrent aucun soulagement : la dysphagie et la dyspnée augmentèrent au point que, dans la nuit suivante, on l'apporta d'urgence à l'hôpital, à 3 heures du matin.

Au moment de notre examen, le malade avait la peau chaude, 39 degrés environ, la face vultueuse, les lèvres légèrement cyanosées. Il était en proie à une dyspnée laryngée des plus intenses, avec cornage et raucité de la voix. L'examen de l'isthme du gosier ne révélait que de la rougeur avec une accumulation de sécrétions muco-purulentes. Mais le doigt introduit dans le pharynx permit de constater nettement un gonflement œdémateux et douloureux au niveau de la partie postéro-supérieure du larynx.

Les urines contenaient une grande quantité d'albumine et de l'urobiline.

Me basant sur ces signes, et sur le souvenir d'un cas du même genre que je vais rappeler tout à l'heure, je portai le diagnostic d'œdème de la glotte probablement dû à un abcès rétro-laryngé. Et, de fait, le malade avait craché dans la nuit une cuillerée à soupe d'un pus jaunâtre et crémeux. Comme

les accidents dyspnéiques n'avaient pas diminué, la trachéotomie me sembla devoir être sérieusement discutée et je priai
M. Ch. Monod de vouloir bien examiner le malade avec moi.
L'asphyxie ne paraissait pas imminente, le tirage n'étant que
peu marqué et, l'abcès ayant commencé à se vider, nous déci-
dâmes d'attendre, mais de tout préparer pour la trachéotomie
que l'interne de garde ferait immédiatement en cas d'urgence ;
en attendant, une application de sangsues fut faite de chaque
côté du cou. La journée se passa sans aggravation ni amélioration ; la nuit n'amena pas plus de changement, mais vers
quatre heures du matin, le malade s'étant assis sur son séant
pour prendre son crachoir, retomba mort sur son oreiller.

L'*autopsie* ne put être faite à cause de l'opposition de la
famille.

II. — Observation publiée dans les *Bulletins de la Société
clinique*, 1880, sous le titre d'*abcès aigu rétro-laryngien*. — Il
s'agit d'une cuisinière, âgée de 50 ans, atteinte à la suite d'un
refroidissement d'un simple « rhume » qui ne l'empêcha pas
de vaquer à ses occupations, et, dix jours après, d'une laryngite
intense caractérisée par de la raucité de la voix et de la toux,
de la douleur et bientôt de la dyspnée avec cornage. Elle entra
au bout de deux jours dans le service de M. Millard, dont
j'avais l'honneur d'être l'interne, avec tous les signes d'un
« œdème aigu primitif de la glotte ». L'examen des urines
révélait en même temps une très grande quantité d'albumine.
Vomitif et révulsif ne donnant aucun résultat, la trachéotomie
fut faite le même jour. A la suite de cette opération, la dyspnée
céda, mais la malade accusait une dysphagie douloureuse qui
l'empêchait d'avaler même une goutte de liquide. Cette dysphagie persista le lendemain, au point de rendre nécessaire
l'alimentation par des lavements ; il existait en même temps de
la bronchite des grosses bronches, et la malade se plaignait
d'une douleur intense de la gorge et de tiraillements douloureux
de l'estomac. Elle succomba le lendemain matin à une sorte
d'asphyxie lente.

L'*autopsie* confirma le diagnostic d'œdème de la glotte et de plus permit de constater à la face postérieure du larynx, au niveau de l'articulation crico-aryténoïdienne gauche, un abcès gros comme une noisette, avec une infiltration de pus sous les muscles crico-thyroïdiens. Il existait donc un abcès rétro-laryngé, intermédiaire au larynx et au pharynx; malgré la trachéotomie faite de bonne heure, la malade avait succombé d'une manière qui nous semblait à cette époque difficilement explicable.

Obs. X. — *Phlegmon latéro-pharyngé. Médiastinite et pleurésie purulente double.*

S..., Paul, sculpteur, âgé de 29 ans, entre le 5 mars 1892 à l'hôpital Saint-Antoine, dans le service de M. le Dr Merklen.

Le malade se plaint d'un violent mal de gorge qui le fait souffrir depuis cinq jours, il accuse une gêne assez vive de la déglutition, grand mal de tête, frissons depuis trois jours, avec fièvre, courbature, fatigue générale et perte d'appétit. Il ne tousse pas et n'a jamais du reste été malade.

En l'examinant on trouve une pharyngite aiguë caractérisée par une vive rougeur des piliers, de la luette et de la paroi postérieure du pharynx; les amygdales sont tuméfiées sans avoir pourtant un volume considérable.

La luette est œdématiée et vient presque toucher la base de la langue. Au toucher buccal profond on ne sent rien d'anormal, ni saillie, ni gonflement, ni rénitence, pas de douleur spéciale.

Quelques ganglions sous-maxillaires et carotidiens supérieurs sont assez gros et assez douloureux, surtout à droite.

La pression antérieure et latérale du cartilage thyroïde produit une légère douleur.

Les mouvements de rotation de la tête sont normaux et indolores.

Œdème du côté droit du cou, infiltration régulière qui laisse voir pourtant un peu de tirage sus-claviculaire et surtout sus-sternal.

Pas de douleur à la pression de la nuque et du thorax ; pas d'œdème de la paroi thoracique.

Rien d'anormal à la palpation, percussion et auscultation de la poitrine. Aucun signe d'œdème de la glotte. Urines normales sans sucre ni albumine. Temp. vespérale 39°,2.

On songe à la possibilité d'un phlegmon rétro-pharyngien.

Le 6. L'état local reste identique, même œdème du cou et de la luette, état analogue des amygdales et de la paroi postérieure du pharynx, même adénopathie péripharyngienne.

T. 38°,9 le matin, 38°,7 le soir.

Traitement. — Pulvérisations phéniquées fréquentes dans la cavité buccale, onctions mercurielles sur le cou.

Lait. Sulfate de quinine.

Le 7. Le malade a déliré toute la nuit, s'est sauvé de son lit, a voulu se jeter par la fenêtre : 4 gr. de chloral l'ont à peine calmé.

L'œdème du cou a diminué, le fond du pharynx est à peine rouge et pas sensiblement gonflé ; les amygdales ont presque leur volume normal et dépassent à peine leur loge ; la luette et les piliers antérieurs sont encore infiltrés.

Les ganglions voisins sont encore douloureux, mais moins volumineux, la douleur à la pression du cartilage thyroïde a diminué.

Il n'y a ni tirage, ni cornage.

Mais les pupilles sont contractées, le teint est terreux et à l'auscultation on trouve quelques râles sous-crépitants aux deux bases en arrière et un léger frottement à la base gauche sur la ligne axillaire. Rien au cœur.

Le malade accuse une douleur spontanée, vive, rétro-sternale avec quelques irradiations en arrière le long de la colonne vertébrale.

Il n'y a pas de toux, pas d'expectoration, pas de vomissements, mais la déglutition est douloureuse.

Même traitement qu'hier. Huit ventouses scarifiées le long du sternum.

T. 39°,1 le matin. P. 120. 38°,4 le soir. Pouls 120. Dyspnée considérable. R. 40.

8 mai. La nuit a été plus calme que la précédente.

Actuellement subdélire et légère agitation, même état local du pharynx, l'adénite cervicale a diminué et l'œdème du cou presque disparu.

Rien au toucher pharyngien, mais la déglutition reste difficile et douloureuse. Même douleur rétro-sternale et vertébrale. Haleine sentant le pus ; le malade s'en plaint et trouve un mauvais goût au peu qu'il avale.

Le teint est terreux, les yeux un peu saillants et les pupilles contractées. T. 39°,2; P. 140, faible, difficile à compter. R. 80. Respiration très superficielle et rapide, s'entend mal aux bases ; pourtant à la partie moyenne du poumon droit on trouve quelques râles sous-crépitants qui ne semblent pas en rapport avec l'intensité extrême de la dyspnée.

Le diaphragme se contracte à peine.

Le cou moins gonflé, laisse voir le creux sus-claviculaire avec un léger tirage. Le relief de la trachée se dessine bien sous la peau ; il n'y a point d'œdème de la paroi thoracique, les urines sont toujours normales ; la dysphagie et la gêne de la parole ont augmenté un peu depuis la veille.

En somme le processus inflammatoire du pharynx a dû fuser vers le médiastin sans qu'il y ait de vraie collection purulente, et atteindre le pneumogastrique, ce qui explique la dyspnée et la rapidité du pouls.

Traitement: Injections de caféïne.

Le soir, l'état général a empiré, l'haleine est plus fétide, le pouls plus faible, parfois insensible à 140. T. 38°,8. Dyspnée extrême, mais rythme respiratoire régulier. Subdélire continuel, on entend à peine la respiration aux bases, sauf à gauche où il y a de nombreux râles sous-crépitants.

Percussion à peu près normale, sonorité un peu diminuée, légère douleur le long du rachis.

Mort à 10 heures du soir.

Autopsie. Le 10, à 11 heures du matin. Pas d'œdème du cou, des parois thoraciques ni abdominales. Pas de liquide dans la cavité péritonéale, pas de lésion apparente des organes abdominaux.

A l'ouverture du thorax, il s'écoule de chaque cavité pleurale environ un demi-litre de liquide purulent plus épais et plus foncé à gauche qu'à droite. Rien d'anormal sur la paroi costale, ni à la face postérieure du sternum : aucune lésion inflammatoire, pas de traces de fusée purulente.

Dans le médiastin antérieur on trouve seulement la paroi antérieure de la loge péricardique très épaissie, enflammée, hyperhémiée avec un abondant réseau vasculaire gorgé de sang qui donne une teinte lie de vin.

Quelques fausses membranes peu adhérentes et récentes entre le péricarde et la plèvre voisine.

En enlevant d'un bloc tous les organes digestifs et respiratoires on met à nu la face antérieure de la colonne vertébrale et l'on peut voir le tissu cellulaire prévertébral infiltré d'une façon diffuse dans toute sa hauteur d'un pus brunâtre et extrêmement fétide.

La pièce enlevée en masse laisse voir à sa partie supérieure vers la base de la langue, près de la grande corne de l'os hyoïde, contre l'amygdale droite, une cavité anfractueuse, du volume d'une noisette, pleine d'une sorte de bouillie fétide et jaunâtre. Tout autour légère infiltration brun verdâtre qui s'étend jusqu'aux ganglions sous-maxillaires et carotidiens supérieurs.

Même infiltration du tissu cellulaire péri-trachéal et péri-œsophagien, cette dernière allant jusqu'au diaphragme. Elle englobe le pneumogastrique, l'aorte, les azygos et le canal thoracique qui paraissent sains.

Le larynx et la trachée ne sont le siège d'aucune infiltration. Rien au corps thyroïde : les nerfs phréniques sont restés en dehors de l'infiltration.

Enfin au niveau des deux hiles pulmonaires, on note une traînée purulente, jaunâtre, englobée de fausses membranes qui relie l'infiltration diffuse du médiastin postérieur à la plèvre interlobaire, celle-ci très épaisse est recouverte de fausses membranes récentes et infiltrée de pus.

Foyers purulents multiples aux bases et à la partie moyenne des poumons surtout à gauche et disposés le long des gaines péri-vasculaires.

La plupart de ces foyers sont très récents, remplis d'un pus liquide clair ; d'autres à la base contiennent une bouillie brûnâtre fétide ; dans l'intervalle, parenchyme pulmonaire très congestionné. Aucune infiltration du médiastin antérieur, on note seulement quelques ganglions sur les bords du sternum.

Rien dans la plèvre diaphragmatique.

Le péricarde est sain et le cœur, petit et mou, ne présente aucune lésion.

Le foie, les reins et la rate sont sains. Rien dans les méninges, un peu de sérosité ventriculaire, pas d'otite.

Obs. XI. — *Laryngite phlegmoneuse aiguë.* Chauffard. *Société anatomique,* juin 1881. In thèse de Goix, Paris, 1882.

Louis Q..., 24 ans, entre le 7 juin 1881, dans le service de M. le professeur Jaccoud. C'est un garçon robuste, peu alcoolique, et qui jusqu'à présent n'a jamais été malade.

Deux jours avant son entrée à l'hôpital, il s'est refroidi brusquement en travaillant dans une cave, et a été pris rapidement, en pleine santé pour ainsi dire, d'accidents de plus en plus graves : enrouement, respiration bruyante et difficile, accès de suffocation, etc.

Actuellement, le malade présente tous les signes d'un œdème de la glotte des plus prononcés. La respiration est longue, pénible et fait entendre un ronflement inspiratoire rauque, grave et prolongé, tandis qu'à l'expiration le bruit laryngé est plus dnon, moins long et moins bruyant. La pause respiratoire sormale est presque abolie ; 24 respirations par minute.

La voix est rauque, étouffée, peu distincte ; la toux peu fréquente présente les mêmes caractères.

Dans la poitrine, la sonorité est normale des deux côtés ; l'auscultation ne permet d'entendre que le retentissement des bruits laryngés.

La pression sur les parois antérieure et latérale du larynx est douloureuse, et toute la région est légèrement empâtée.

La déglutition est pénible pour les liquides, presque impossible pour les aliments solides.

L'examen de la gorge est négatif, et ne montre ni rougeur, ni gonflement anormal.

La face est pâle et couverte de sueurs, les lèvres sont violacées ; léger tirage sus-sternal, pas de tirage épigastrique.

L'urine ne contient pas d'albumine. Temp. axillaire : 39°,1 le matin ; 39°,6 le soir.

Traitement. — Application permanente de glace sur la région laryngée ; frictions à l'huile de croton sur le devant de la poitrine ; eau-de-vie allemande, 40 grammes ; lait glacé.

Le 7, soir. La respiration est encore plus bruyante, plus pénible que le matin. Le malade s'agite dans son lit, parle tout haut, dans une sorte de demi-délire, qui disparaît cependant dès qu'on l'interroge.

A 8 heures du soir survient un violent accès de suffocation, qui nécessite la trachéotomie d'urgence.

Le 8. Le malade a été très agité pendant toute la nuit et l'on a dû lui mettre la camisole de force. Il est plus calme le matin

Toute la région antéro-supérieure du cou est douloureuse, beaucoup plus tuméfiée que la veille, à ce point que la dépression sous-maxillaire est presque effacée. Au niveau et sur les côtés de l'os hyoïde, on sent, par la palpation, de gros ganglions peu mobiles et douloureux. Rejet abondant de mucosités purulentes par la canule.

Temp. : 39° le matin, 39°,8 le soir.

Le 9. L'état est de plus en plus grave ; le gonflement de la partie supérieure du cou a encore augmenté. La respiration est stridente, précipitée (50 par minute), et amène le rejet d'un pus épais, véritablement phlegmoneux, mélangé de mucosités, et qui vient sans cesse souiller les linges qui entourent le cou du malade. La face est altérée et couverte de sueurs : l'agitation continuelle.

Temp. : 39°,5 le matin ; 39°,2 le soir.

Mort à sept heures du soir, au cinquième jour de la maladie.

Un fait important à noter, c'est que le malade a eu, même après la trachéotomie, plusieurs accès de suffocation. Il a succombé quelque temps après un de ces paroxysmes, alors que la respiration semblait s'être rétablie. Bayle a signalé, dans quelques-unes de ses observations d'œdème de la glotte, cette mort subite ou du moins survenant au moment où l'on s'y attend le moins.

Autopsie. — Les différents viscères ne présentent que des lésions banales de congestion superficielle ; seul, l'appareil respiratoire est altéré.

Les poumons sont gorgés de sang, et présentent dans leurs lobes inférieurs quelques nodules disséminés d'induration broncho-pneumonique. La muqueuse des bronches et de la trachée est tuméfiée, d'un rouge vif.

Les ganglions lymphatiques situés de chaque côté du larynx sont violacés et notablement augmentés de volume.

L'arrière-gorge, le pharynx, l'œsophage et le tissu cellulaire qui les entoure, ne montrent aucune lésion. Il en est tout autrement du larynx.

L'épiglotte a conservé sa forme, et l'intégrité de son squelette cartilagineux, mais, sur sa face antérieure, les fossettes glosso-épiglottiques ont disparu, effacées par un boursouflement très prononcé de la muqueuse, qui est colorée en rouge vif. Cette même coloration inflammatoire se retrouve sur le bord libre et la face laryngée de l'épiglotte, mais là sans gonflement notable de la muqueuse.

Les replis aryténo-épiglottiques sont boursouflés, ridés, d'une coloration grisâtre.

Après incision du larynx sur la partie médiane de sa face postérieure, nous trouvons la muqueuse violacée dans la portion sous-glottique de l'organe, et, dans sa moitié supérieure, d'un rouge de plus en plus vif à mesure que l'on remonte jusqu'au bord libre de l'épiglotte. Les cordes vocales sont saines, et la muqueuse du ventricule vient de chaque côté faire saillie dans leur interstice.

A droite et exactement au-dessus de la partie moyenne de la corde vocale supérieure, existe un bourrelet saillant, oblong, formé par la muqueuse et présentant à son pourtour de petits orifices déchiquetés, d'où par la pression on fait sourdre des gouttelettes purulentes.

Les gouttières latérales paraissent diminuées de profondeur ; si, avec un scalpel, nous en incisons le fond, de chaque côté, séparant ainsi le corps du larynx proprement dit d'avec la face profonde du cartilage thyroïde, nous trouvons . toute cette région infiltrée d'un pus jaunâtre, crémeux et en partie collecté. La cavité de cet abcès périlaryngé est divisée en deux loges indépendantes et symétriques, situées de chaque côté et dont les limites sont les suivantes : en bas, le bord inférieur du cartilage thyroïde et ses articulations avec le cricoïde ; en haut, les ligaments et fibres musculaires glosso-épiglottiques, formant une sorte de raphé, épais d'un centimètre environ, qui sépare les deux prolongements supérieurs de l'abcès ; en arrière, la muqueuse des gouttières latérales ; en avant, l'angle rentrant du thyroïde, aussi loin que l'on peut en juger.

Quant au squelette cartilagineux du larynx, il est parfaitement intact et ne présente aucune trace de lésion ancienne qui ait pu devenir le point de départ de ce phlegmon.

Les ganglions lymphatiques situés de chaque côté du larynx sont très tuméfiés, ramollis, d'un rouge violacé, et manifestement enflammés.

Obs. XII. — *Phlegmon infectieux du pharynx, de l'œsophage et du larynx. Mort. Autopsie.* Ch. Sauvineau, interne des hôpitaux. *(Bulletins de la Société anatomique,* février 1891.)

Le nommé N..., cantonnier, âgé de 53 ans, est entré dans le service de M. Rigal à Necker, le 13 février 1891, dans la soirée.

Pas d'autres antécédents qu'une bronchite, il y a 2 ans. A toujours un peu toussé depuis.

Début de l'affection actuelle, il y a 8 jours, par un peu de douleur à la déglutition. Cette fonction est devenue de plus en plus gênée.

Le 14, à la visite, on constata les symptômes suivants : la partie supérieure du cou, les régions sous-maxillaires notamment, sont tuméfiées et indurées. Si on fait ouvrir la bouche, mouvement que le malade exécute librement et sans souffrance, on constate que le pharynx tout entier est gonflé, rouge, enflammé, notamment la luette et les amygdales. Ces organes présentent, par places, de petits abcès miliaires. On ne sent pas de collection rétro-pharyngienne. La dysphagie est extrême. Le malade a la plus grande peine à avaler même les boissons. En revanche, rien du côté du larynx. La respiration et la voix sont absolument libres. A l'auscultation, on trouve des râles de bronchite disséminés, avec des râles fins de congestion aux deux bases, surtout à droite. Le soir, même état. Pas d'aggravation. Température, 38°.

Le 15. Dans les premières heures de la journée, la respiration devient gênée. Vers 10 heures 1/2, le malade est pris de spasme laryngé, dyspnée extrême avec tirage. Il est aussitôt transporté en chirurgie. Mais le spasme ayant cessé, le tirage disparu, la trachéotomie n'est pas pratiquée ; et le malade est ramené à son lit. Une heure après environ, il est pris de défaillance, le pouls devient très faible, petit, fréquent ; les extrémités se refroidissent ; et malgré l'emploi des moyens usuels, le malade meurt dans le collapsus au bout de deux heures.

Autopsie le 17. — Incision du cou sur la ligne médiane. Aus-
-sitôt qu'on a incisé les téguments et l'aponévrose superficielle,
on arrive sur une couche de pus, concret, s'étendant de l'un à
l'autre sterno-mastoïdien. Le pus est également infiltré au-dessous des muscles sous-hyoïdiens.

Les organes du cou sont alors enlevés en totalité. Ouvrant
ensuite la pièce par la face postérieure, sur la ligne médiane,
on fend le pharynx et l'œsophage.

On peut alors constater que toutes les parois du pharynx,
parois postérieure et latérales, amygdales, luette et piliers du
voile du palais, sont le siège d'une infiltration de pus, non collecté, mais qui occupe l'épaisseur de toutes les tuniques de ces
parois. Dans la paroi latérale gauche, en dehors de l'amygdale,
le pus sans former positivement un abcès, est plus collecté et
plus fluide.

Au-dessous du pharynx, sur une hauteur de 5 cent., le pus
toujours concret et peu fluide, infiltre circulairement la couche
externe de l'œsophage. Mais la muqueuse et la musculeuse de
cet organe sont normales.

Le larynx et la trachée sont alors fendus sur la ligne médiane
postérieure, ce qui permet de constater que l'épiglotte sur ses
deux faces, les replis aryténo-épiglottiques également sur leurs
deux faces, les cordes vocales supérieures, en un mot tout le
vestibule laryngé, sont également le siège d'une infiltration puri-
forme surtout évidente à la face interne des replis aryténo-épiglottiques, où le pus est réuni en grumeaux sous-muqueux.

Les cordes vocales inférieures sont saines. Sur les parties
latérales, le pus est infiltré dans le tissu cellulaire autour du
paquet vasculo-nerveux. En arrière, il s'étale au-devant de la
colonne vertébrale.

Cœur : Normal, sauf au niveau de la valve gauche de la valvule mitrale. Toute cette valve présente un aspect jaunâtre, qui
en imposerait, au premier abord, pour un exsudat libre sur sa
face interne. Mais il est facile de constater que l'exsudat est, en
réalité, dans le tissu même de la valve.

Poumons : Congestion pulmonaire généralisée, légère, sauf aux bases, où elle est plus marquée.

Reins : Manifestement congestionnés.

Foie et *Rate* : Normaux.

L'*examen bactériologique* de ces diverses organes et du sang a été pratiqué par mon collègue Boulloche, qui a bien voulu me remettre la note suivante :

A. — 1° Examen du pus sur lamelles : nombreuses chaînettes de streptocoques ;

2° Ensemencement sur agar :

Au bout de 36 heures, développement de colonies typiques de streptocoques.

Quelques colonies, en petit nombre, de staphylococcus albus.

3° Le pus inoculé dans le péritoine d'une souris blanche a amené en 18 heures la mort de l'animal.

Sur tous les tubes ensemencés avec :

Le sang du cœur, de la rate et du poumon : colonies de streptocoques.

B. — Examen du sang du cœur sur lamelles :

1° Coloration pa rla méthode de Gram : Quelques chaînettes de streptocoques (8 à 15 éléments).

2° Ensemencement sur agar : colonies de streptocoques.

C. — Valvule mitrale.

Streptocoques dans les couches superficielles de la valve infiltrée : chaînettes de 4 ou 5 éléments.

Streptocoques dans quelques-uns des vaisseaux, en grand nombre.

Après cette observation, M. Sauvineau se demande s'il ne s'agit pas là d'un fait analogue à l'angine de Ludwig.

M. Hartmann pense qu'il ne s'agit point là du phlegmon du plancher de la bouche, mais au contraire d'un processus suppuratif diffus à point de départ pharyngien, contre lequel l'intervention chirurgicale n'a pas de prise et qui correspond aux phlegmons diffus péripharyngiens des Allemands.

M. Broca est du même avis, et pense qu'il s'agit d'un de ces phlegmons diffus péripharyngiens, qui ont été récemment décrits en Allemagne par Sénator surtout, et dont Merklen a publié une intéressante observation (*Mercredi médical*, n° 45, p. 559).

Obs. XIII. — *Laryngite aiguë suppurée. Trachéotomie. Mort*, par M. Florand, interne des hôpitaux. *France médicale*, 2 février 1886.

Le nommé G..., artiste dramatique, âgé de 51 ans, entre à l'hôpital Lariboisière, service de M. Proust, le 5 mai 1885.

Le malade a fait de tout temps des excès alcooliques. Depuis quelque temps il vit dans une assez grande misère. Il a cependant, depuis une quinzaine de jours, trouvé à remplir un rôle assez important qui lui permet de mieux vivre, mais qui le force à se surmener beaucoup.

Le jeudi, 30 avril, il était en excellente santé et n'accusait qu'une légère fatigue.

Le vendredi, 1er mai. Il ressentit un malaise général qu'il attribua à un léger mal de gorge. Malgré cela, il se rendit au théâtre, y remplit son rôle jusqu'à la fin de la soirée, sortit couvert de sueur et rentra chez lui mouillé par une averse qui traversa ses vêtements. Il eut, en se mettant au lit, un assez violent frisson. Son mal de gorge qui était insignifiant se déclara très violent. La déglutition était fortement gênée et la respiration un peu difficile. Il accusait également une violente douleur dans l'épaule gauche et dans le côté droit.

Le samedi 2. La déglutition était toujours difficile, la respiration plus gênée, la douleur de la gorge plus intense et la voix déjà un peu voilée.

Le malade prit, sur les conseils du médecin, un vomitif qui ne lui apporta que peu de soulagement. La nuit fut très agitée.

Le dimanche 3. La voix était complètement éteinte, la respiration beaucoup plus difficile mais la déglutition plus facile et la douleur de gorge moins vive. L'épaule gauche était toujours très douloureseu et le point de côté beaucoup plus violent venait encore augmenter la gêne de la respiration.

Le lundi 4. Les phénomènes signalés devinrent beaucoup plus intenses et le malade fut transporté à l'hôpital, le mardi 5, à six heures du soir.

Etat à son entrée : Respiration courte, très fréquente, manifestement gênée, surtout à l'inspiration, beaucoup plus qu'à l'expiration. Tirage sus et sous-sternal. A l'examen de la poitrine, submatité des deux côtés, mais beaucoup plus prononcée à la base droite. Le murmure vésiculaire arrive difficilement à l'oreille et est très affaibli. Quelques râles fins ; facies violacé.

L'examen du fond de la gorge ne permet d'y constater qu'une légère rougeur sans tuméfaction. Il est impossible de prolonger l'examen ou de le pousser plus loin, car le malade est très fatigué, sa voix est tout à fait éteinte.

Traitement : Vomitif. Ventouses sèches.

Le mercredi 6. Le malade a été soulagé pendant quelques heures. Le matin, à la visite, l'état d'asphyxie persiste et comme la dyspnée paraît surtout laryngée, M. Proust me prie de pratiquer la trachéotomie.

Opération par le procédé lent. La canule est mise sans difficulté.

L'opération apporte un soulagement immédiat à la gêne respiratoire qu'éprouvait le malade, mais la fréquence de la respiration persiste. La dyspnée n'est plus laryngée, elle est thoracique.

Le malade succombe dans la nuit.

Autopsie. — L'ouverture du larynx, pratiquée par la partie postérieure, permet de constater une infiltration purulente de toute la muqueuse du larynx. Cette infiltration est beaucoup plus prononcée au niveau des replis aryténo-épiglottiques, des cordes vocales inférieures et supérieures. Les ventricules sont effacés. L'infiltration de la muqueuse ne se prolonge pas plus bas que le larynx. La muqueuse est dépolie et d'un jaune verdâtre.

Cet organe, examiné par M. Cornil au point de vue histologique, présente les particularités suivantes : l'épithélium est tombé, la muqueuse est bordée par le tissu conjonctif sous-épithélial. Dans tout le tissu conjonctif de la muqueuse, il existe une infiltration de petites cellules rondes, indice d'une vive inflammation allant jusqu'au périchondre. Par le procédé de Gram on reconnaît à la surface de la muqueuse l'existence de nombreuses bactéries sans importance. Mais profondément on rencontre des microbes plus petits, inclus dans des cellules lymphatiques, le plus souvent en fer de lance, deux par deux, trois par trois, présentant une zone claire périphérique. En somme, ces éléments ressemblent absolument, pour M. Cornil, à ceux de la pneumonie.

Les deux poumons sont congestionnés, surtout aux bases. La congestion est beaucoup plus prononcée à droite, et dans la plèvre du même côté on trouve un litre de pus environ.

Rien autre intéressant à signaler du côté des autres organes

En somme, il s'agit d'un malade alcoolique, fatigué, usé, qui ayant subi l'action du froid, présente à la fois de la laryngite, de la congestion pulmonaire et de la pleurésie, paraissant présenter le même caractère infectieux. Nous croyons que c'est la première fois que l'on a eu occasion de vérifier la nature infectieuse d'une laryngite aiguë suppurée, et l'analogie de cette infection avec celle de la pneumonie de même nature.

Obs. XIV. — *Abcès infectieux du larynx. Trachéotomie. Guérison.* (Observation prise par mon collègue Mirallié qui a bien voulu me la communiquer et que je remercie bien vivement de son obligeance.)

R... Louis, 34 ans, employé télégraphiste, entré le 25 avril 1892 à l'hôpital Cochin, dans le service de M. le Dr Gouraud, suppléé par M. le Dr Netter.

Le malade entre le soir à 8 heures 1/2 pour une oppression extrême datant du matin. Bien que très considérable, la dyspnée ne paraît pas nécessiter la trachéotomie. Le malade était entré avec le diagnostic d'angine diphtérique. L'examen de la gorge pratiqué à ce moment, révèle une hypertrophie considérable des amygdales qui sont rouges, œdématiées, surtout du côté gauche. Le malade est à peu près aphone, ce qui empêche tout interrogatoire.

Un quart d'heure environ après l'avoir quitté, on vient à nouveau nous chercher ; le malade asphyxie et il nous faut faire d'urgence la laryngotomie intercrico-thyroïdienne, aidé de notre collègue Escat. L'opération est facilement et rapidement pratiquée, mais à la suite, le malade ne respire plus. Après la respiration artificielle pratiquée pendant dix minutes, il respire régulièrement.

Température : 39°.

Le 26. Le malade a bien respiré pendant la nuit. Il nous écrit son histoire : il a été pris brusquement d'angine le 23 avril, la douleur et l'oppression ont été en augmentant, et la dyspnée est devenue extrême le 25 au matin.

Malade névropathe, soigné par M. Charcot pour neurasthénie.

Examen de la gorge. — Amygdale gauche volumineuse, faisant une notable saillie dans l'isthme du gosier. En arrière et au-dessus on sent une masse volumineuse et rénitente.

Expectoration assez abondante de crachats visqueux, colorés, dans lesquels on a trouvé du pneumocoque.

La température est tombée à la normale.

Le 29. M. Lubet-Barbon examine le malade; il constate d'a-bord la présence d'un abcès périamygdalien qu'il incise. Issue de pus mélangé de sang.

L'examen laryngoscopique est alors possible, les replis ary-téno-épiglottiques et l'épiglotte sont volumineux, rouges, infil-trés. Dans la cavité du larynx, au niveau du ventricule et à gauche se voit une saillie volumineuse et rouge qui donne après incision, issue à une nouvelle quantité de pus et de sang.

L'examen de ce pus, fait par M. Netter, lui a révélé l'exis-tence du staphylocoque.

Pendant la journée le malade a rejeté une assez grande quan-tité de sang et de pus.

Amélioration très nette le soir.

2 mai. On enlève la canule pendant une heure, mais le ma-lade supporte mal cet enlèvement.

Le 3. M. Lubet pratique un nouvel examen et constate que la tumeur amygdalienne a presque totalement disparu. Dans le larynx on retrouve les vestiges de l'abcès et on peut voir que l'incision a porté à son extrémité postérieure. Les cordes voca-les sont un peu rejetées du côté droit. L'épiglotte et les replis aryténo-épiglottiques sont presque revenus à la normale.

Les jours suivants la canule est enlevée pendant quelques heures dans la journée, et le 7 mai on la supprime définitive-ment. Cicatrisation rapide de la plaie cutanée.

Le malade sort guéri le 13 mai.

Peu de temps après le malade est allé voir M. Lubet qui lui a remis la note suivante : Larynx rouge, un peu tuméfié du côté gauche. Les cordes vocales sont légèrement infiltrées comme dans l'abcès de la tuberculose. Mais le malade va très bien et sera complètement guéri sous peu.

Obs. XV. — *Abcès rétro-laryngé aigu primitif.* Mandelstamm.
Th. Paris, 1891.

Homme de 38 ans, serrurier, bien constitué et d'une très bonne santé antérieure, entre le 20 février 1891 dans le service de M. le Dr Gouguenheim, à l'hôpital Lariboisière.

Cet homme a commencé à être malade il y a trois jours, à la suite d'un refroidissement il a été pris d'un violent mal de reins, puis le lendemain d'un mal de gorge, accompagné d'une dysphagie telle qu'il ne pouvait rien avaler.

Le matin du 20 février, la respiration devient difficile et le malade est pris d'accès de dyspnée si intenses et si fréquents qu'il se décide à entrer à l'hôpital.

Le soir de son entrée, le malade est dans un état très inquiétant, ne pouvant avaler les liquides qu'avec la plus grande peine et respirant avec la plus grande difficulté. Les accès d'oppression sont si multiples et violents, que l'on se tient prêt à faire la trachéotomie.

En attendant, on fit faire au malade des inhalations fréquentes d'oxygène. Temp. 38°,5.

Nuit très mauvaise. Le lendemain, l'oppression est moins vive ainsi que la dysphagie ; le malade a expectoré un peu de pus.

A ce moment premier examen laryngoscopique. Pharynx à peu près normal, sauf un peu de rougeur ; mais dans les environs du larynx le gonflement de la muqueuse est très marqué et du pus baigne en grande partie toute cette région. L'épiglotte, très rouge et légèrement tuméfiée recouvre la région aryténoïdienne qui est très gonflée ainsi que les replis pharyngo-épiglottiques. En arrière du repli aryténo-épiglottique gauche, sur le côté pharyngien, se voit une ouverture d'où est sorti et sort toujours de la matière purulente. Impossibilité de voir l'intérieur du larynx.

La pression sur le larynx et sur le cartilage thyroïde est sensible. Langue blanche, anorexie, céphalalgie. Temp. 38 degrés.

D.   6

Traitement : Pulvérisations phéniquées. Lavages des parties malades à l'eau boriquée.

Le lendemain 22 février, l'évacuation du pus continue et la température est tombée à 37°.

Le 23. Le malade demande à manger.

L'examen montre le retour des parties à leur état normal. L'œdème a totalement disparu et l'ouverture de l'abcès diminue peu à peu.

Le malade quitte l'hôpital le 27 février, entièrement guéri.

Obs. XVI. — *Abcès rétro-laryngé aigu à pneumocoques, compliqué de pneumonie.* Josserand, médecin des hôpitaux de Lyon. *Province médicale*, 1890, n° 33.

Jeannette C..., âgée de 41 ans, entre le 26 juin à l hôpital de la Croix-Rousse.

Elle est en proie à une dyspnée très vive, avec tirage et cornage, si bien qu'on prépare les instruments pour la trachéotomie. L'aphonie est à peu près complète, il n'y a pas beaucoup de cyanose, mais un certain abattement et de l'anxiété. T. 39°,8.

Les renseignements que donne la malade sont les suivants : llier matin, 25 juin, elle était en parfaite santé et était venue voir une malade à l'hôpital. Dans la soirée, elle a été prise de frisson avec un peu de douleur au niveau du larynx, puis sa voix s'est rapidement éteinte et des accès de suffocation ont éclaté la nuit. Elle raconte bien qu'elle est sujette à s'enrouer, mais sa santé habituelle est excellente. Pour elle la cause de son mal est un courant d'air auquel elle s'est exposée en dormant la fenêtre ouverte.

Rien aux poumons, rien au cœur.

Dans les urines, disque albumineux assez épais.

L'examen laryngoscopique, pratiqué immédiatement, fait constater une rougeur diffuse du pharynx. Les cartilages et les replis aryténo-épiglottiques sont tuméfiés au point que l'orifice supérieur du larynx est réduit à un aspect linéaire. Les fossettes pyriformes n'existent plus, l'épiglotte est aplatie et déformée.

Prescription : compresses chaudes au cou. Pulvérisations boriquées. Toniques.

Le 27. La dyspnée a diminué et la voix est moins éteinte, mais le thermomètre marque 40°, la malade est pâle et a l'air profondément intoxiquée. Sur la partie latérale du cou, sur le côté gauche du larynx, on constate un gonflement considérable qui est rouge, chaud, mais on n'y constate pas de fluctuation.

Au laryngoscope, on trouve l'œdème diminué et on peut apercevoir l'orifice glottique. Çà et là des traces de pus répandu sur le larynx. Conclusion : l'abcès périlaryngé s'est ouvert et la diminution de la dyspnée a coïncidé avec cette ouverture. L'albuminurie persiste, rien aux poumons, la malade n'expectore pas de pus.

Le 28. Dans la journée d'hier, l'abcès a dû s'ouvrir plus largement, car, dans la soirée, la malade s'est sentie la bouche inondée de pus, qu'elle expectore encore aujourd'hui en grande abondance.

Quelques heures avant cette petite vomique, vers une heure de l'après-midi, elle a ressenti un point de côté à gauche. On ausculte ce matin la malade et on constate à la base gauche de la matité, un souffle tubaire et des râles crépitants. Il n'y a pas d'expectoration pneumonique, tout se borne à des rejets fréquents de pus qui vient de la gorge. L'examen microscopique permet de constater, au milieu de nombreux cocci soit isolés, soit en chaînettes, des diplocoques entourés de capsules et d'aspect lancéolé, dans lesquels M. Roux reconnaît le pneumocoque de Fraenkel.

Le thermomètre marque 40°,2 le matin, et 36°,6 le soir. L'albuminurie persiste, mais l'état général est meilleur. Au laryngoscope on constate que l'épiglotte a repris son apparence normale : l'œdème des aryténoïdes a diminué.

Le 29. Temp. 40°,2 le matin, 40°,4 le soir. Pas encore de crachats pneumoniques, la malade ne rend plus de pus. Le souffle tubaire a augmenté d'intensité.

Le 30. Même fièvre. La zone pneumonique s'est étendue en haut, jusqu'à l'épine de l'omoplate. Crachats safraneux et adhérents. Quelques râles sous-crépitants à la base droite.

Le 1er juillet, la malade eut une défervescence incomplète, suivie, les jours suivants en lysis.

L'état général s'améliorait rapidement, et, le 10 juillet, le thermomètre dépassait à peine 38°, depuis quelques jours, lorsque subitement la température remonte à 40°, en même temps qu'apparaissaient des signes de pelvi-péritonite.

Quelques jours après, l'abcès s'ouvrit dans le vagin. On recueillit du pus et M. Roux crut y constater des pneumocoques, mais d'une façon moins évidente que dans l'abcès laryngien.

On parle alors de faire une ponction vaginale, mais la malade alarmée demanda son exeat.

Obs. XVII. — *Abcès rétro-laryngé aigu primitif avec pneumonie double.* Garel. *Annales des maladies de l'oreille et du larynx*, juillet 1885.

Homme de 45 ans, pris subitement de douleurs du larynx et de raucité de la voix, puis de frissons, de fièvre et progressivement de gêne respiratoire.

A l'entrée on constate un aplatissement transversal de la partie située au-dessus des cordes qui sont immobiles et faiblement écartées ; le larynx est comprimé par une masse inflammatoire. La région du cou est douloureuse.

En même temps signes d'hépatisation pulmonaire.

Le lendemain le gonflement semble moindre, on trouve du pus à l'intérieur du larynx, mais la déglutition est impossible, la dyspnée toujours forte. Le malade succombe à des accidents d'asphyxie malgré la trachéotomie.

A l'*autopsie* : infiltration purulente de l'espace rétro-laryngé, avec du pus dans le larynx et les signes d'une pneumonie double.

OBS. XVIII. — *Pharyngitis acuta infectiosa phlegmonosa.* (*Pharyngite infectieuse phlegmoneuse aiguë.* MAX SCHOEF-FER (de Brême.) *Monats. f. Ohrenheilk.*, 1892, p. 197.

Le malade, homme de 45 ans, fut pris consécutivement à un refroidissement contracté au milieu de libations copieuses, de phénomènes angineux fébriles, avec dyspnée modérée. L'examen pharyngo-laryngoscopique ne révéla d'autres lésions qu'un gon-flement considérable de l'épiglotte s'étendant jusqu'aux aryté-noïdes. Impossible de voir les cordes vocales ; d'ailleurs pas de modifications de la voix. Des incisions répétées au niveau de l'épiglotte amènent du sang mais pas de pus.

Le malade ayant succombé brusquement, l'*autopsie* révéla une dégénérescence graisseuse des parois cardiaques (pas d'exa-men histologique).

L'auteur attribue la mort à une paralysie cardiaque.

Le larynx était perméable. Le tissu sous-muqueux, autour de l'entrée de l'œsophage et au voisinage des sinus pyrifor-mes, était infiltré de petits foyers purulents disséminés.

OBS. XIX. — *Ueber primäres Larynxerysipel.* PAUL ZIEGLER. *Deuts. Arch. f. Klin. med.*, Band XLIV, p. 397.

Matelot, 28 ans, paludéen. Tuberculose au début probable.

Le 18 novembre. Frisson et fièvre. Légère dysphagie.

Le 19. Cette dysphagie augmente. 39° et 40°. Tuméfaction légère du cou ; larynx douloureux ; tuméfaction livide du volume d'un haricot dans la fosse sus-épiglottique gauche, s'étendant jusque sur l'épiglotte.

Agitation, difficulté très grande pour avaler, aphonie, sifflement.

Trachéotomie.

Le gonflement augmente beaucoup dans le courant de la journée, il atteint l'épiglotte tout entière. Le 20, l'entrée du larynx est à peu près complètement cachée par l'épiglotte tuméfiée.

Les jours suivants, 21 à 23, diminution considérable de la tuméfaction. La canule est enlevée le 24.

Le 27. Bronchite et pleurésie droite.

Le 29. Tuméfaction au niveau de la saillie du cartilage aryténoïde gauche. La fièvre reparaît (39°,9). La guérison se fait progressivement; le 12 décembre, le larynx est absolument normal.

BIBLIOGRAPHIE

Bandler. — Abcès idiopathique du larynx. *Prayer med. Wochensch.*, n° 34, 1887.

Bayle. — *Mémoire sur l'œdème de la glotte*. Paris, 1819.

Cl. Bernard. — *Leçons de physiologie expérimentale*, 1872.

P. Bert. — *Travaux originaux*, 1878.

Bouillaud. — Rech. sur l'angine œdémateuse. *Arch. génér.*, 1825.

Bricheteau. — Nouvelles recherches sur la maladie appelée « angine aqueuse ». *Arch. génér.*, 1841.

Brown-Séquard. — Comptes rendus de l'Académie des sciences, 1885 et 1887. Art. Inhibition du *Dict. encyclop. des sc. méd.*

Caillard. — *De la mort subite dans les lésions laryngées et trachéobronchiques*. Th. doct. Paris, 1892.

Charazac. — *Etude sur l'œdème de la glotte*. Th. Bordeaux, 1885.

Chauffard. — Laryngite phlegmoneuse aiguë. *Soc. anatom.*, 1881.

Cruveilhier. — *Anat. pathol.*, liv. V, 35 et 39.

Culot. — Phlegmon aigu infectieux du pharynx. *Soc. méd. des hôpitaux*, 20 novembre 1890.

Florand. — Laryngite aiguë suppurée. *France méd.*, 1886, p. 145.

Fr. Franck. — Physiologie expérimentale. *Travaux du laboratoire de Marey*, t. II, 1876.

Garel. — Œdème aigu infectieux bénin du larynx. *Annales mal. oreilles et du larynx*, 1891, p. 453.

W. C. Glasgow. — Œdème septique pharyngo-laryngé. *XIe congrès de la Soc. amér. de laryngologie, Washington, 31 mai 1889*.

Goix. — *Laryngite phlegmoneuse aiguë*. Th. Paris, 26 janv. 1882.

Hajek. — Anatomische Untersuchungen ueber das Larynxœdem. *Langenbeck's Arch.* Band XLII, Berlin, 1891.

Hohlein. — Phlegmon infectieux aigu primitif du pharynx. *St-Pétersb. med. Wochensch.*, n° 2, 1891.

Irsay. — Abcès laryngé idiopathique. *Int. klin. Rundsc.* n° 27, 1891.

Janicot. — *Des abcès du larynx*. Th. doct., Paris, 1879-1880.

Josserand. — Abcès rétro-laryngé aigu à pneumocoques, compliqué de pneumonie. *Province méd.*, 1890, n° 33.

Krishaber et **Peter.** — Art. Larynx. *Dict. encycl. des sc. méd.*

M. de Lacaussade. — Abcès du larynx. *Gaz. des hôp.*, 4 oct. 1866.

Landgraf. — Phlegmon infectieux primitif du pharynx. *Berlin. klin. Wochensch.*, 1888, n° 6.

Lisfranc. — Angine laryngée œdémateuse. *Journ. de méd.*, 1823.

Macdonald et **Gréville.** — Deux cas d'abcès intra-laryngés idiopathiques. *Lancet,* 14 sept. 1887.

Mandelstamm. — *Contrib. à l'étude des abcès rétro-laryngés primitifs.* Th. doct., Paris, 1891.

Masséi. — Inflammation infectieuse aiguë du pharynx et du larynx. X^e *congrès internat. Berlin,* août 1890.

Merklen. — Phlegmon infectieux du pharynx et du larynx. *Bull. Soc. méd. des hôpitaux,* 1890, n° 31.

Miller. — Mémoire sur la laryngite purulente. *Arch. génér.*, 1833.

W. Milligan. — Abcès idiopathique du larynx. *Assoc. britann. de laryngologie,* 25 mars 1892.

Sauvineau. — Phlegmon infectieux du pharynx, de l'œsophage et du larynx. *Bull. Soc. anat.*, fév. 1891.

J. Samter. — Phlegmon aigu infectieux du pharynx. *Berlin. klin. Wochensch.*, 4 mai 1891, p. 441.

Max Schœffer. — Pharyngite infectieuse phlegmoneuse aiguë. *Monatschrift für ohrenheilkunde,* 1892, p. 197.

Schmidt. — Pharyngite phlegmoneuse infectieuse aiguë. X^e *congrès internat.* Berlin, 9 août 1890.

Sénator. — Phlegmon infectieux aigu du pharynx. *Berlin. klin. med. Gesellsch.*, 4 janv. 1888, et *Berlin. klin. Woch.*, 1888, n° 5.

Sestier. — *Traité de l'angine laryngée œdémateuse.* Paris, 1852.

Sokolowski. — Laryngite phlegmoneuse idiopathique. *Journal of Laryngology,* n° 4, 1889.

Tobold. — Abcès du larynx. *Berlin. klin. Wochensch.*, 1864, n° 4.

Trousseau. — *Cliniques médicales.*

Tuilier. — *Essai sur l'angine laryngo-œdémateuse.* Paris, 1815.

Vulpian — *Arch. de Physiologie,* 2e année, 1869, n° 5.

Ziegler. — Erysipèle primitif du larynx. *Deutsch. Arch. f. klin. Med.*, Band XLIV, p. 937.